消化道肿瘤

的营养支持小百科

主　编◎凌轶群

副主编◎刘　璐　费璟如

U0257668

上海大学出版社

图书在版编目(CIP)数据

消化道肿瘤的营养支持小百科/凌轶群主编. —上
海：上海大学出版社，2023.10
　ISBN　978－7－5671－4829－1

　Ⅰ.①消…　Ⅱ.①凌…　Ⅲ.①消化系肿瘤－临床营养
－营养支持　Ⅳ.①R735

中国国家版本馆 CIP 数据核字(2023)第 188327 号

　　　　　　责任编辑　陈　露
　　　　　　封面设计　缪炎栩
　　　　　　技术编辑　金　鑫　钱宇坤

消化道肿瘤的营养支持小百科
凌轶群　主编
上海大学出版社出版发行
(上海市上大路 99 号　邮政编码 200444)
(https://www.shupress.cn　发行热线 021－66135112)
出版人　戴骏豪
＊
南京展望文化发展有限公司排版
江苏句容排印厂印刷　　各地新华书店经销
开本 890mm×1270mm　1/32　印张 3.25　字数 60 千
2023 年 10 月第 1 版　2023 年 10 月第 1 次印刷
ISBN 978－7－5671－4829－1/R·43　定价　38.00 元

前言

健康是促进人的全面发展的必然要求，是经济社会发展的基础条件。实现国民健康长寿，是国家富强、民族振兴的重要标志，也是全国各族人民的共同愿望。

我国大量人口面临营养不足与过剩并存问题，大量非传染性慢性疾病（如肥胖、糖尿病、癌症、心脑血管疾病等）与日俱增，占疾病总负担的 70％以上。

党的十八大以来，以习近平同志为核心的党中央高度重视维护人民健康，健康中国建设驶上"快车道"。十八届五中全会作出推进健康中国建设的决策部署，2016 年 10 月，中共中央国务院发布实施《"健康中国 2030"规划纲要》，党的十九大报告提出

"实施健康中国战略"。推进健康中国建设,是全面建成小康社会、基本实现社会主义现代化的重要基础,是全面提升中华民族健康素质、实现人民健康与经济社会协调发展的国家战略,其核心是以人民健康为中心,落实预防为主,推行健康生活方式,减少疾病发生,强化早诊断、早治疗、早康复,实现全民健康。

《纲要》指出,要建立健全居民营养监测制度,对重点区域、重点人群实施营养干预,重点解决微量营养素缺乏、部分人群油脂等高热能食物摄入过多等问题,逐步解决居民营养不足与过剩并存问题。《纲要》还指出要实施临床营养干预。

2022年4月,由国家癌症中心(NCC)、北京市肿瘤防治研究办公室发布的数据显示:我国2016年癌症新发病例406.4万、癌症死亡病例241.4万。新发病例排名前10位中,有5位都是消化系统肿瘤,分别为结直肠癌、胃癌、肝癌、食管癌和胰腺癌,共154.7万,约占总新发病例的38%。

除基因遗传和环境、心理的影响外,生活方式尤其是饮食习惯是诱发消化系统癌症的最重要因素之一,如高盐饮食对胃癌的影响、高温饮食对食管癌的影响、饮酒对于肝癌的影响等。

随着对肿瘤或癌症的研究进展,各种治疗方法随之而来,不论是疾病本身还是手术、放化疗、靶向治疗,均会对人体的营养状况产生冲击。调查显示:我国住院恶性肿瘤患者中，重度营养不良发生率高达58％，但是只有30％～35％的患者接受了一定时间的营养管理。合理的营养治疗方案，能够降低死亡率、缩短住院时间、减少疾病治疗的费用。

在复旦大学附属肿瘤医院从事临床营养工作多年以来，笔者参与了很多患者的临床营养干预，也取得了一些效果，但专业营养的普及征程还在继续。本书通过阐述科学营养支持治疗在各类消化道肿瘤患者的治疗和康复阶段起到的关键性作用，希望能够帮助消化道肿瘤患者及其家属建立科学的营养观念，远离误区，早日回归有序的社会生活。

感谢复旦大学附属肿瘤医院给予的帮助，也感谢来自励成医学营养的刘璐和费璟如在本书撰写中贡献的力量。

凌轶群

2023 年 8 月

目录

第一章

肿瘤与营养不良

近年来，为了提高全民健康意识，各类医学知识科普可谓百花齐放。通过各类科普渠道，大家可以了解合理营养对于预防肿瘤的益处。确实，健康的饮食习惯、科学的营养搭配、全面且丰富的营养摄入，加上良好的运动、生活方式，能够帮助大多数人预防癌症，降低癌症的发生率。许多食物，尤其是果蔬中的植物化学物，如多酚、多糖、花青素、番茄红素、皂苷等，都是预防肿瘤的小帮手。然而，对于已经罹患疾病的人群，家属或患者本人往往忽视了营养在肿瘤的治疗与康复中起到的关键作用。

中国抗癌协会肿瘤营养与支持治疗专业委员会研究发现：我国58％住院肿瘤患者存在中、重度营养不良问题。肿瘤营养不良特指营养不足，其发病情况具有如下特征：恶性肿瘤高于良性疾病，实体瘤高于血液肿瘤，消化道肿瘤高于非消化道肿瘤，上消化道肿瘤高于下消化道肿瘤，老人高于非老人。

消化道肿瘤作为营养不良高发地，营养不良综合发生率达到 40%～80%,晚期患者超过 80%。营养不良直接导致的死亡高达 40%,是恶性肿瘤患者的主要死因。营养不良可能引起患者治疗耐受性下降,感染等并发症增加,个体生存期缩短、总体生存率下降。营养不良不仅严重影响肿瘤的治疗效果、降低患者的生活质量,还造成巨大的经济损失和社会医疗资源的浪费。

国内外大量循证医学证据表明:科学、有效地提供营养支持,可明显改善肿瘤患者术后营养和免疫状况,减少感染等术后并发症的发生,提高患者救治率、降低病死率,降低药占比及医疗支出,且不会增加肿瘤的转移率和复发率,对大部分肿瘤患者的治疗和预后均有积极作用。

第一节　肿瘤的营养治疗

肿瘤患者由于疾病导致的营养摄入失衡、利用障碍、消耗增加等情况,会发生营养不良、肌肉减少症、恶病质等合并症,这些疾病互相独立,又相互作用。炎症反应会导致厌食和组织降解、骨骼肌和内脏蛋白加速分解,进而导致体重减轻、身体成分改变、功能下降、代谢紊乱。恶病质和肌肉减少症会增加抗肿瘤治疗相关毒性的风险,降低治疗的耐受性,恶化手术结果,导致生活质量和生存率下降。治疗效果的下降,反过来又会加重营养不良,最终陷入恶性循环。

早期营养在肿瘤治疗中只是作为辅助和支持的手段,而近年来随着医学的发展,营养在肿瘤治疗环节中发挥着越来越重要的作用,已经成为与手术、化疗、放疗、靶向治疗、免疫治疗等肿瘤基本治疗方法并重的另外一种治疗方法。它不仅限于补充各种营养素,也被赋予了治疗营养不良、调节代谢、调理免疫等使命。

肿瘤的营养治疗可分为营养诊断、营养治疗和疗效评估三个阶段。

▶ 一、营养诊断

营养不良的三级诊断分别为:营养筛查、营养评估及综合测定。

1. 营养筛查

营养筛查是一种快速、简便的工具,目的是快速识别面临营养风险的患者。目前主流的方式是通过 NRS 2002、MUST、MST 等量表来筛查。一般,NRS - 2002 适用于住院肿瘤患者的营养风险筛查,MST 和 MUST 均是常用的肿瘤患者营养风险筛查工具。

2. 营养评定

须由受过培训的专业人员对患者病史、营养摄入史、营养代谢情况及机体各类功能等进行全面评估,用于研讨营养支持适应证、营养支持方案及营养支持可能的副作用。目前国内外主流行业协会均推崇 SGA、PG‐SGA 作为营养评估的标准工具，其中 PG‐SGA 是专门为肿瘤患者量身定制的首选评估工具。

3. 综合测定

通过评估，已经明确为营养不良的患者，要从患者应激程度、能耗水平、炎症反应、代谢状况等维度进行分析，进一步明确营养不良的类型、导致营养不良的原因、患者代谢水平、器官功能等，从而制定更加精准的治疗方案。综合测定包含病史采集、体格检查、实验室检查、器械检查，须组成MDT 团队，由各学科专业人员共同实施。

▶ 二、营养治疗

诊断后，如何干预和治疗对于患者来说是最重要的。营养治疗需要遵循"五阶梯原则"。我们可以将治疗强度分为 5个阶梯，当下一阶梯不能满足患者目标需要量的 60% 且超过3～5 天时，就应启动上一阶梯的治疗方法（图 1‐1）。

1. 膳食营养

饮食＋营养教育是除了不能经口饮食的人群外，营养不良患者首选的治疗方法，是一项经济、实用且有效的措施，是所有营养不良治疗的基础。轻度营养不良患者使用第一阶梯治疗即可能完全治愈。

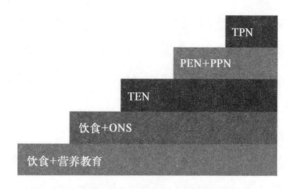

图 1‑1　营养不良患者营养干预"五阶梯模式"

注：
TPN：total parenteral nutrition，全肠外营养；TEN：total enteral nutrition，全肠内营养；PPN：partial parenteral nutrition，部分肠外营养；PEN：partial enteral nutrition，部分肠内营养；ONS：oral nutritional supplements，口服营养补充；营养教育：包括营养咨询、饮食指导与饮食调整。

营养专业人员在详细了解患者营养不良的程度、类别及原因后，提出个体化的营养宣教、饮食指导及饮食调整建议，并通过与家属、患者沟通非膳食因素（如宗教、家庭、治疗不良反应等），来共同寻求最合适患者的解决方案。

2. 人工营养

如膳食营养方案无法满足患者的需求，则需要启用人工营养。人工营养包含口服营养补充（ONS）、肠内营养（EN）、肠外营养（PN）等方式。需要在专业人员指导下，使用特殊医学用途食品、免疫营养素等，甚至肠外营养制剂来帮助患者。人工营养解决方案在本书第四章详细讲解。

必要情况下使用人工营养，有助于患者尽快脱离营养不良的状态,避免病情进一步恶化、治疗中断以及不良结局。同时,科学启用人工营养,也能帮助患者缩短住院时间,节省医疗费用,提高治疗的耐受性。

除非经口饮食的功能完全丧失,当患者营养状况改善、摄入量上升,是可以从人工营养恢复到普通膳食的,所以患者和家属不必担心一旦用上人工营养就再也无法正常吃饭了。越早听从医师和营养师的安排,就能越快恢复到日常的生活状态。

▶ 三、疗效评估(随访)

营养干预和治疗是一个缓慢的过程,一般 4 周为一个疗程,中、重度营养不良的患者建议至少 3 个月一次到营养门诊复诊或接受电话/网络随访,根据实际情况调整营养方案。

第二节　肿瘤患者的居家营养策略

除了手术、放化疗及定期复诊,肿瘤患者的大部分时间实际上是在家中度过的。尽管家属悉心照料,却时常因知识匮乏或存在误区,产生事倍功半的结果。

肿瘤患者的营养不良主要与宿主厌食、机体代谢异常、肿瘤因子的作用、肿瘤治疗影响等因素有关。其中,厌食是肿瘤患者营养素摄入不足、最终导致营养不良的主要原因。

肿瘤患者因放化疗、手术治疗或疾病本身的疼痛等生理原因,加上压抑、焦虑等心理因素,大脑进食调节中枢功能产生障碍,导致味觉、嗅觉异常;同时,肿瘤生长导致的胃肠道梗阻、胃排空延迟、消化吸收障碍、体液丢失等均会导致进食减少。

代谢紊乱则从内部冲击人体,引起能量消耗加剧、三大营养素代谢异常、骨骼肌和内脏蛋白消耗、瘦体重下降、脂肪分解氧化异常、水和电解质失衡等,从而导致营养不良甚至恶病质。而肿瘤细胞生长引起的炎症反应则进一步导致机体分解代谢亢进,加速营养不良和恶病质的进程。恶病质的主观临床症状包括:食欲减退、早饱、恶心、呕吐、味觉及嗅觉异常、其他胃肠道症状、虚弱、疾病相关心理负担等。

本节将帮助大家梳理肿瘤患者居家时应如何科学摄入营养,并就患者一些常见的饮食负面现象,如厌食、腹泻、腹胀、口腔溃疡、味觉改变等情况,结合权威专家共识,给出一些可操作性强的日常建议。

▶ 一、肿瘤患者日常饮食的选择和搭配

肿瘤患者的营养不良多为能量-蛋白质摄入不足或消耗过多伴代谢紊乱,所以保证充足能量及蛋白质摄入的同时,

也要尽可能地让患者保证其他营养素的摄入。

能量：一般建议 25～30 kcal/(kg·d)，但不同人群、不同疾病所需能量差别较大，建议出院前后去营养门诊制定一份有针对性的方案。

蛋白质：由于糖异生和消耗增加，大部分肿瘤患者需要增加蛋白质的摄入量，建议 1.5～2.0 g/(kg·d)。对于老年、肿瘤不活动和合并全身性炎症的肿瘤患者，蛋白质目标需要量为 1.2～1.5 g/(kg·d)，肾功能正常的患者蛋白质目标需要量可提高至 2.0 g/(kg·d)，而急性或慢性肾功能不全患者蛋白质目标需要量应限制在 1.0 或 1.2 g/(kg·d)以内。蛋白质的最好来源是**鱼虾水产类、畜禽瘦肉、蛋类、乳制品、坚果、大豆及其制品**，不建议食用加工肉（如红肠、腌肉、咸鱼等）。

脂肪：适当增加脂肪摄入，可以提供充足的能量，且降低血糖负荷。对于肿瘤患者，选择好的脂肪来源比过于严格地控制摄入量更为重要。ω-3 多不饱和脂肪酸能够降低炎症反应、减少免疫抑制、改善厌食，多存于**鱼油、紫苏籽油、胡桃油、亚麻籽油等**。橄榄油中单不饱和脂肪酸含量较高，对胰岛素抵抗等情况有所帮助。综上，肿瘤患者宜多吃鱼类，烹调油要经常更换品类、轮替食用，避免油炸类。

碳水化合物：就是一般我们所说的主食。虽然大多数肿瘤患者存在胰岛素抵抗，但仍然不建议采用极低碳水饮食。

学会选择低升糖（低 GI）食物以及低血糖负荷（低 GL）食物对于患者和家属来说更为重要。通俗来说，**全谷物/粗杂粮、部分根茎类蔬菜、豆类、叶菜类以及非热带水果**都是较好的低 GI/GL 碳水来源，同时其中的大部分成员含有膳食纤维、抗氧化物和有抗炎作用的植物化学物。只要肿瘤患者愿意吃，都不应过分限制。

水：肿瘤患者因各种原因，会产生口干、呕吐、腹泻等情况，为防止脱水，少量多次地补充水分是非常必要的。建议每天摄入 30～40 ml/kg 的水（举例：一个 60 kg 的患者，一天摄入 1 800～2 400 ml 的水），包含各种汤、牛奶、豆浆甚至冰激凌等。

益生菌、益生元：益生菌能调节宿主肠道菌群的平衡；益生元能选择性地刺激肠道某一种或几种细菌的生长和（或）活性，从而调节肠道微生态细菌的比例，使少数有益菌成为优势菌。研究显示：益生菌和益生元可以通过调节宿主的肠道菌群，改善患者的代谢和免疫情况。此外，一些益生菌菌株可以降低肿瘤患者术后炎症的发生率，并且口服益生菌还能缓解化疗或放疗相关性腹泻。

其他：正常饮食的情况下，通常不会缺乏维生素及矿物质，但是长期呕吐、腹泻的患者可能会出现电解质紊乱和微量元素吸收利用障碍，需要在专业人士指导下合理补充。另外，肿瘤患者应尽快**戒烟戒酒**，减少肿瘤转移或复发的高危因素。

在放化疗期间或疾病中晚期，肿瘤患者厌食、食欲不振是家属最头疼的事情之一，有时在家属花费大量精力做了一桌"美味佳肴"后，患者碰都不碰。家属常常感到挫败与伤心，而患者越发不愿意进食，长此以往，不仅患者的健康每况愈下，家庭关系也遭遇危机。

其实，并非患者不愿意吃，而是由于疾病、治疗等原因，产生了生理和心理上的双重变化，才导致这样的情况发生。

▶ 二、如何帮助患者提振食欲？

1. 针对不同的症状，改善烹饪方式

（1）恶心呕吐

① 可食用少许开胃食物、饮料（如酸梅汤、果汁）；

② 使用偏酸味、咸味的食物以减轻症状，避免过甜或油腻辛辣的食物；

③ 少食多餐，避免饥饿与过饱；注意补充水分与电解质；

④ 在接受放疗或化疗前 2h 内应避免进食，以防止呕吐。

（2）味觉改变

① 进餐前先以白开水漱口，去除口腔内的异味，提高味觉的敏感度；

② 味蕾对苦味敏感增加，应避免苦味强的食物。如患者觉得肉类有苦味，可将肉类以糖醋、果汁、香料先浸

泡提味,或增加鱼类、蛋、奶制品、豆制品等优质蛋白质的摄入;

③ 经常变换食物菜色的搭配及烹调方法,多用味道浓的食品,例如以香菇、洋葱、果醋、咖喱、茄汁增强嗅觉、视觉上的刺激,弥补味觉的不足。

(3) 口干

① 口含冰块、咀嚼口香糖、饮用柠檬汁可减少口干的感觉;

② 把食物制成细软、有助于吞咽的形态,如果冻、肉泥冻、布丁等,或和肉汤、饮料等一起进食。

(4) 口腔黏膜炎、溃疡

① 食用质软、清淡的食物,避免食用酸味强或粗糙生硬的食物,细嚼慢咽;

② 利用吸管吸吮液体食物;

③ 补充 B 族维生素、维生素 C,在医师指导下使用谷氨酰胺;

④ 如经口摄入无法达到目标需要量,建议使用管饲肠内营养。

(5) 吞咽困难

① 选择质软、细碎且营养丰富的食物,如水蒸蛋、肉糜、豆腐,加以肉汁、肉汤勾芡烹调可帮助吞咽,果蔬需打碎成匀浆饮用;

② 确保正确的进食体位,避免食物堆积在口腔中;

③ 可酌情使用增稠剂,改善食物形状以帮助吞咽;

④ 如摄入能量不达标,建议给予口服营养补充或管饲肠内营养。

（6）腹胀

① 避免食用易胀气、粗纤维的食物,如豆类、洋葱、牛奶、碳酸饮料等;

② 少食多餐,正餐时不要喝太多汤汁及饮料,最好在餐前 30～60 min 饮用,进餐时勿讲话以免吸入过多的空气;

③ 少吃甜食,且勿食用口香糖。

（7）腹泻

① 暂时采用低渣饮食,注意水分及电解质的补充,如无油肉汤、菜汤、果汁等;

② 避免油腻、不易吸收的食物,ONS 采用低脂配方;

③ 奶制品可能会加重腹泻,如需要,可尝试低脂、无乳糖配方以及酸奶。

2. 关注患者的心理健康

肿瘤患者的食欲下降与心理问题也密切相关,医务人员需要对患者进行耐心的营养教育,让患者充分了解营养对于治疗和康复的重要性,远离饮食误区;鼓励患者定期监测体重,充分了解患者的喜好后制定饮食方案。

家属应多与患者交流,鼓励患者多参加社会活动,和朋友亲属多来往;备餐时,要多关注患者的喜好和变化,尽可能准备患者当前喜爱的食物。

3. 鼓励患者多进行户外运动

只要条件允许,就应该鼓励患者多进行身体锻炼,尤其是户外活动。改善食欲的同时,也能改善患者的心情。需要注意,运动会增加机体的消耗,要根据实际情况补充能量和蛋白质。

运动锻炼过程中应注意以下情况:

(1)严重贫血的患者应推迟锻炼,直到贫血改善;

(2)免疫功能低下的患者,如白细胞计数恢复至正常前、骨髓移植的患者应避免到公共场所锻炼;

(3)抗肿瘤治疗后严重乏力的患者不适合做中等强度的运动锻炼,可做 10 分钟低强度的日常锻炼;

(4)有皮肤损伤的患者应避免接触游泳池、湖泊、海水或其他可能有微生物暴露的地方,避免发生感染;

(5)进行抗阻力训练时应避免相应部位留置导管脱落;

(6)存在合并症的患者应结合相应专科医师的意见调整运动计划;

(7)存在末梢神经病变或共济失调等有跌倒风险的患者,应避免高强度、无保护的锻炼,建议进行原地或静态运动,如原地踏板车。

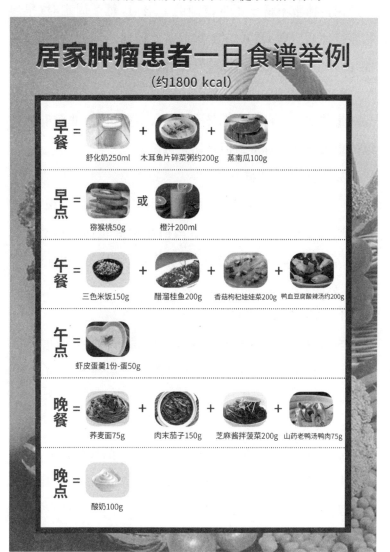

居家肿瘤患者一日食谱举例
（约1800 kcal）

早餐 = 舒化奶250ml + 木耳鱼片碎菜粥约200g + 蒸南瓜100g

早点 = 猕猴桃50g 或 橙汁200ml

午餐 = 三色米饭150g + 醋溜桂鱼200g + 香菇枸杞娃娃菜200g + 鸭血豆腐酸辣汤约200g

午点 = 虾皮蛋羹1份-蛋50g

晚餐 = 荞麦面75g + 肉末茄子150g + 芝麻酱拌菠菜200g + 山药老鸭汤鸭肉75g

晚点 = 酸奶100g

1. 保持理想体重

保持体重不低于正常范围的下限值,每 2 周定时(早晨起床排便后空腹)称重一次并记录。任何不明原因(非自主性)的体重丢失>2‰时,应及时回医院复诊。

2. 节制能量

每餐 7～8 分饱最好,不能过多,不能过少,非肥胖患者以体重不下降为标准。但是切忌饥饿。

3. 增加蛋白质摄入量

乳、蛋、鱼、肉、豆都是优质蛋白质来源。总体上说,动物蛋白质优于植物蛋白质,乳清蛋白优于酪蛋白。荤素搭配(荤∶素＝1∶2),控制红肉(猪肉、牛肉、羊肉)及加工肉(如香肠、火腿)摄入。

4. 增加水果蔬菜摄入量

每日蔬菜＋水果共要求摄入 5 份(蔬菜 1 份＝100g,水果 1 份＝1 个),要求色彩缤纷,种类繁多。增加全谷物、豆类摄入。

5. 改变生活习惯

戒烟戒酒,保证充足睡眠;不能以保健品代替营养素;避免含糖饮品;避免过咸食物及盐加工食物(如腌肉、腌制蔬菜);养成口服营养补充习惯。

6. 积极运动

每周不少于 5 次,每日 30～50 分钟的中等强度运动,以

消化道肿瘤的营养支持小百科

出汗为好。即使是卧床患者也建议进行适合的运动（包括手、腿、头颈部及躯干的活动）。肌肉减少的老年患者提倡抗阻运动。

7. 重返社会和生活

鼓励患者积极参加社会、社交活动，尽快重新回到工作岗位上去，在社会中发挥自己的作用。

8. 关注身心异常

高度重视躯体症状及体征的任何异常变化，及时返回医院复诊；积极寻求心理支持，包括抗焦虑药物的使用。控制疼痛。

（本原则节选自《肿瘤营养治疗通则》）

第二章

不同治疗方式下肿瘤患者的营养支持

第一节 手 术 治 疗

手术是治疗肿瘤的常用方法之一,通常用于切除肿瘤细胞和附近组织,包括:肿瘤根治术、减瘤手术、修复性手术、预防性手术、姑息性减症手术、诊断性或分期性手术等。

手术成功与否不仅依赖于外科医师的技术水平,还依赖于患者所能承受的代谢负荷及所接受的营养治疗。手术对患者营养状况的影响也会因手术部位和手术方式的不同而不同。例如,头、面、颈部的肿瘤行手术后会干扰咀嚼及吞咽;胃全切术后,食物的消化吸收受到阻碍,逐渐发生维生素 A、维生素 B_{12} 及维生素 D 缺乏;胃癌根治术需要一并切除大部分小肠时,三大产能营养素、微量元素的消化吸收均会受到严重影响。

▶ 一、围术期患者的营养目标

① 预防、治疗分解代谢和营养不良;② 纠正术前营养不

良及维持术后营养状态;③ 提高患者对手术的耐受性;④ 降低手术并发症发生率和手术致死率。

▶ 二、围术期患者的营养治疗

1. 营养诊断及干预

肿瘤患者一经确诊,即应进行营养风险筛查及营养评定,包括饮食调查、体重丢失量、体检、人体测量及实验室检查。对中、重度营养不良患者或有严重营养风险的大手术患者,给予 7~14 天的术前营养支持,并建议推迟此类患者的手术时间。

2. 术前指征

(1) 评估前 6 个月内体质量下降>10%;

(2) BMI<18.5 kg/m²;

(3) NRS 2002≥5 分;

(4) SGA 评定为 C 级;

(5) 无肝肾功能障碍情况下血清白蛋白含量低于 30 g/L。

3. 术前肠道准备

经临床研究证实,术前避免长时间禁食,能减少术前的口渴、饥饿及烦躁,降低术后肌肉损耗,减轻恶心和呕吐症状,并能显著降低术后胰岛素抵抗的发生率,减少术后高血糖及并发症的发生,实现尽早出院。

根据加速康复外科的原则，无胃排空障碍、误吸风险的非糖尿病病人术前 6 小时可进淀粉类软食，麻醉前 2 小时摄入适量含碳水化合物的清流质饮料是安全的。

4. 术后指征

（1）所有术前接受营养治疗并有效的患者；

（2）所有营养不良的患者；

（3）术后无法经口摄食的患者或术后 1 周经口摄食小于 60％能量需求的患者。

5. 术后营养支持

小肠正常的消化吸收和蠕动功能可在术后数小时内恢复，术后 24 小时内给予肠内营养支持不仅可为患者提供一定的热量和底物，维持肠黏膜结构和功能的完整，还可有效预防和减少术后并发症的发生。对于无肠道禁忌证患者，术后 24 小时内进行肠内营养已经是加速康复外科的标准与共识。

研究发现，食管癌术后第一天经口进食并不会增加术后吻合口瘘的发生率，反而可以帮助患者尽快恢复正常的生理状态，减少手术应激，加速康复；胃肠手术后禁食，并不比术后早期营养或经口饮食更有益；早期进行滋养型肠内营养，可以降低术后感染发生率并缩短术后住院时间，在吻合口的近端进行肠内营养并不会增加肠吻合口瘘的风险。

在医师或营养师的指导下，鼓励患者在手术后第一天开始口服营养补充,如无法经口进食,可通过管饲尽早给予肠内营养。根据患者肠道耐受情况逐渐加量,遵循"由少至多、由稀至稠、由慢到快"的原则,由单种至多种食物,由流食-半流食-软食到普食的原则逐渐过渡。进食次数一般建议为每日5~6次。营养不良的患者出院后仍需继续口服营养补充。

▶ **三、肠内营养制剂的应用**

对于无法直接测量实际能量消耗值的患者,能量和蛋白质的需要量可分别按 $25\sim30$ kcal/(kg·d)和 1.5 g/(kg·d)来初步估计,肾功能正常的患者蛋白质可提高至 2.0 g/(kg·d)。一般患者可使用标准整蛋白配方,对标准配方不耐受或存在肠吸收障碍的患者,可考虑应用短肽配方制剂。

免疫增强型 EN 制剂是在标准型制剂基础上添加谷氨酰胺、精氨酸、ω-3 PUFA、核苷酸或抗氧化营养素等特殊营养素,利用这些物质的药理作用达到调节机体代谢和免疫功能的目的。对头颈部肿瘤及上消化道恶性肿瘤择期手术的患者,推荐围术期(术前 5~7 天至术后 7 天)使用免疫增强型EN 制剂,在维持机体瘦体重、降低术后感染并发症发生率方面具有明显优势。

生态免疫营养是指营养配方中含纤维、益生菌、合生元,通过补充肠道微生物,提高肠道黏膜免疫功能。研究显示,补充益生菌制剂后,结直肠手术的患者术后肺炎的发病率、手术部位感染率、吻合口瘘的发生率均显著下降；胰腺和肝胆切除术后的感染、肝转移显著下降；使用益生菌和共生菌后择期手术患者术后败血症减少。

▶ 四、序贯性早期肠内营养

序贯性早期肠内营养指术后 24 小时内给予以氨基酸或短肽为基础的肠内营养，并逐渐过渡至以整蛋白为基础的肠内营养。

由于消化道肿瘤手术会改变消化道正常的解剖结构与生理功能，同时由于术中麻醉和术后镇痛使用的阿片类药物、5－HT3 受体拮抗剂类止吐药物等的影响，患者术后早期肠蠕动功能减弱，胃肠道功能受到抑制。约 34% 的患者在实施肠内营养的过程中出现了喂养不耐受现象。

序贯性早期肠内营养给予的短肽型制剂，其吸收利用不依赖于消化酶，可通过肠上皮细胞的低聚肽运输系统直接被吸收，对肠黏膜屏障有一定的滋养功能，有利于术后肠道机械屏障功能恢复。待结肠功能恢复正常，此时序贯给予富含膳食纤维的整蛋白型肠内营养，不仅有利于蛋白质的吸收，还可刺激胃肠道蠕动，维护肠黏膜的屏障功能。

多项研究证实，序贯性早期肠内营养能明显减轻胃肠道不耐受症状、降低不耐受发生率、缩短首次肛门排气时间、首次自然排便数量增加、防止细菌移位、降低腹泻发生率。在改善营养相关生化指标,减少胃肠、胸腔引流液体量以及缩短患者住院时间方面也有良好表现。

第二节 放 射 治 疗

放射治疗(以下简称"放疗")是恶性肿瘤综合治疗最重要的手段之一,60%~80%的患者在治疗过程中需要接受放疗。

放疗对肿瘤组织产生杀伤效应的同时也会造成正常组织的损伤,尤其是在头颈部和消化系统肿瘤中,引起的味觉敏感度降低、口腔黏膜炎、放射性口干/食管炎、胃肠道黏膜损伤和放射性肠炎、肠衰竭等直接影响了患者营养物质的摄入和消化吸收,导致患者体重下降,引起放疗性营养不良(表2-1)。

表2-1 不同放射治疗部位不同时期的不良反应症状

放射治疗部位	早期不良反应症状	晚期不良反应症状
头颈部	吞咽疼痛,吞咽困难,口干,黏膜炎,厌食,味觉/嗅觉障碍	组织溃疡,口干,龋齿,骨坏死,牙关紧闭,味觉障碍
食管	吞咽困难,吞咽疼痛	纤维化,管腔狭窄,瘘管

放射治疗部位	早期不良反应症状	晚期不良反应症状
肺	厌食,吞咽疼痛,恶心	纤维化
腹部和盆腔	厌食,恶心,呕吐,腹泻,急性肠炎,结肠炎	溃疡,吸收不良,腹泻,慢性肠炎,结肠炎

国内外多项研究发现,31%～67%的不同部位肿瘤放疗患者短期内体重丢失≥5%,营养不良发生率增加 10%～60%不等。营养不良会降低肿瘤细胞的放射敏感性、影响放疗摆位的精确性、增加放疗不良反应、降低放疗的耐受性、延长总住院时间等。

对放疗患者进行营养支持可以改善患者的营养素摄入、减少食管癌患者放化疗期间的体重丢失、血红蛋白下降、白蛋白下降,降低骨髓抑制和感染发生率,避免治疗中断,最终使患者获益。

▶ 一、肿瘤放疗患者的营养治疗目标

营养治疗目标:① 维持或改善膳食摄入;② 维持体重和体能状态;③ 降低放疗的不良反应,提高放疗耐受性,减少放疗中断风险;④ 保证和维持放疗敏感性和放疗摆位精准度;⑤ 改善生命质量。

"围放疗期"是指从决定患者需要放疗开始至与这次放疗有关的治疗结束的全过程,包括放疗前、放疗中和放疗后 3个阶段。患者在此期间需要进行全程营养管理(图 2-1)。

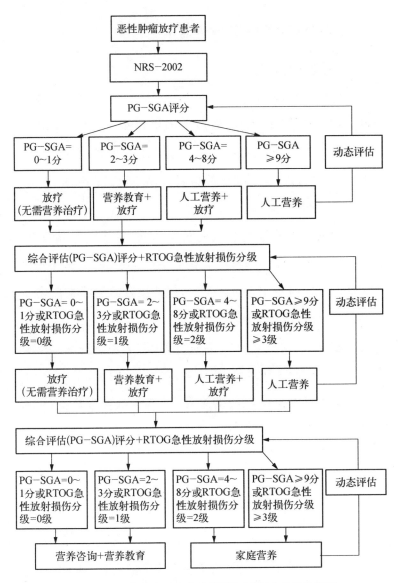

图 2-1 恶性肿瘤放疗患者"围放疗期"全程营养管理

▶ 二、放疗患者的特殊营养需求

1. 能量与蛋白质

放疗患者推荐能量 $25\sim30$ kcal/(kg·d)，荷瘤、应激或急性放射损伤受到影响后需做个体化调整。一般患者蛋白质推荐 $1.2\sim1.5$ g/(kg·d)；严重营养不良患者，推荐 $1.5\sim2.0$ g/(kg·d)；并发恶病质的患者可提高到 2.0 g/(kg·d)。

2. 免疫营养素

谷氨酰胺对降低放射性皮肤损伤、放射性口腔黏膜炎、放射性食管炎的发生率和严重程度均有益处；$\omega-3$ 多不饱和脂肪酸制剂对减少患者炎症反应，保持患者体重可能有益。

3. 食物选择与烹调

粗糙、坚硬和高温食物会损害黏膜；辛辣、过咸、过酸的食物可能会引起黏膜刺激，患者应避免以上情况。

有口腔和咽部黏膜炎的患者，可以尝试含服蜂蜜，能够改善严重程度。

第三节 化 学 治 疗

化疗是一种全身性的杀灭肿瘤细胞的治疗手段，在杀灭肿瘤细胞的同时会损伤正常组织细胞。和放疗一样，化疗对患者营养状况是把"双刃剑"。化疗可抑制肿瘤的生长，缓解肿瘤引起的压迫症状，从而改善患者营养状况；同时，几乎所有的化疗药物都可能导致营养相关不良反应。

化疗药物可以直接影响机体新陈代谢，也可影响支配肠道的神经，或直接影响肠道的分泌和运动，诱导炎症的产生，引起化疗相关性腹泻；可刺激 5-羟色胺分泌，抑制外周及中枢食欲刺激素的分泌，导致食欲缺乏；还可影响患者肠道微生物的组成，而肠道微生物群的改变又会影响肠黏膜的屏障、免疫及修复，进而导致化疗相关黏膜炎的发生。以上由化疗药物引起的恶心、呕吐、腹泻、口腔黏膜炎、味觉改变、胃肠道黏膜损伤、食欲减退以及厌食等一系列不良反应，会间接影响营养物质的摄入，使得原本就代谢异常的肿瘤患者的营养状况雪上加霜。

营养不良会降低患者对治疗的耐受性，出现减量或化疗频繁中断，影响抗肿瘤治疗效果。一方面，营养不良影响中性粒细胞的水平，致使患者在化疗药物作用的基础上白细胞下降更为明显，无法完成化疗计划，化疗提前终止，从而影响抗肿瘤治疗效果；另一方面，营养不良时，血浆蛋白水平降低，化疗药物的吸收、分布、代谢及排泄出现障碍，明显影响化疗药物的药动学，化疗药物的不良反应因此增加，机体耐受化疗能力降低，化疗有效反应显著降低。

▶ 一、化疗期间营养治疗的目标

肿瘤患者化疗期间营养治疗的目标包括：维持或改善膳食摄入；减轻代谢紊乱；维持和增加骨骼肌肌肉量，维持体能状态；降低抗肿瘤治疗过程中剂量减低或治疗中断的风险；改善生命质量。

▶ 二、化疗患者的营养支持治疗

和所有肿瘤患者一样，经过诊断，需要营养支持的患者遵循"营养治疗五阶梯原则"，在营养教育和一般膳食都无法满足营养需求时，只要肠道功能允许，优先选择肠内营养，肠内营养则优先选择口服补充。但对于存在消化道梗阻，放疗所致胃肠道黏膜损伤，严重吞咽困难及顽固性恶心、呕吐、腹泻和吸收不良的患者，以及因严重放射性肠炎不能耐受肠内营养，或者经肠道途径无法摄入 60% 能量和蛋白质目标需要量超过 10 天时，推荐使用补充性肠外营养或全肠外营养。

化疗患者的推荐能量摄入量为 $25\sim30$ kcal/(kg·d)；蛋白质摄入量应超过 1.0 kcal/(kg·d)，建议达到 $1.5\sim2.0$ kcal/(kg·d)。有体重减轻风险，或营养不良的晚期肿瘤化疗患者，建议应用鱼油或 ω-3 PUFA 制剂来改善食欲、维持体重或瘦体重。

▶ 三、肠内营养配方的选择

肿瘤患者肠内营养配方的选择应考虑以下几点：高能量密度配方可减少摄入量，可能有更好的依从性；ω-3 PUFA强化型肠内营养配方对改善恶病质可能有益；短肽制剂含水解蛋白无需消化，吸收较快，适合消化功能受损的患者，如手术后早期、放化疗患者、老年患者等。

▶ 四、肿瘤患者的运动

研究显示，运动能改善循环胰岛素水平、胰岛素相关通路及炎症指标；可以维持或明显改善肿瘤患者的有氧代谢能力，降低肌细胞分解代谢，增加其合成代谢，增大肌肉强度，减轻炎症反应，缓解疲劳和焦虑，改善生命质量，延缓恶病质的发展。

应根据患者情况制定科学的运动计划，推荐有氧运动和抗阻运动交替进行，每周 3～5 次，每次 10～60 分钟。

▶ 五、中性粒细胞减少患者的营养要点

高剂量化疗、造血干细胞移植（HSCT）可导致严重的免疫抑制，从而增加食源性感染风险。接受高剂量化疗和HSCT 的患者需保证充分的营养摄入，经口摄入不足的患者应进行积极的人工营养支持。

虽然不严格要求无菌饮食，但对于中性粒细胞减少的患者，应更加强调严格遵守食品安全指南，规范食物的购买、储存、烹饪等流程，尽量减小食源性感染的风险。

第四节 其他治疗

▶ 一、靶向治疗

靶向治疗是一种新型癌症治疗方法，它使用药物或其他物质来精准识别和攻击某些类型的癌细胞。靶向治疗可以单独使用或与其他治疗结合，例如传统或标准的化疗、手术或放射治疗。

和大多数抗肿瘤药物一样，胃肠道毒性也是分子靶向抗肿瘤药物常见的不良反应，临床主要表现为恶心、呕吐、腹泻、食欲不振等，其中腹泻为最常见的症状。

发生腹泻时应给予补液、纠正水电解质及酸碱平衡等相关对症处理，以改善症状；合并感染时可给予抗生素治疗，尤其合并重度粒细胞减少的患者应及时予以相关处理。

如发生恶心、干呕，患者可在进餐以后使用药物，以减少不良反应发生。

除此以外，选择清淡饮食和易于消化的食物种类，摄入充足的维生素、矿物质和水分能在一定程度上缓解药物引起的不良反应。益生菌可改善肠道微生态,减少细菌移位,减轻胃肠黏膜损伤;谷氨酰胺可减轻患者肠道炎症反应;ω-3脂肪酸等免疫营养素可提高机体免疫力,改善营养状态,减少不良反应的发生。

▶ 二、肿瘤免疫营养治疗

1. 免疫营养

免疫营养治疗是一种对肿瘤发生、发展过程中的免疫、代谢和炎症变化具有重要调节作用的靶向性营养治疗,是肿瘤营养治疗的重要分支,在手术、放化疗及肿瘤并发症治疗等多个领域得到广泛应用。

营养不良、代谢异常、免疫失衡及炎性反应贯穿肿瘤发生、发展的整个病程。手术、麻醉等创伤可导致肿瘤患者多种激素和细胞因子分泌失调,引起炎性反应综合征及各种免疫细胞功能失调;放疗会影响肿瘤局部和肿瘤周围正常组织的功能,如头颈部肿瘤放疗会影响进食并造成黏膜炎等不良反应,盆腔放疗会引起肠道黏膜免疫屏障破坏、菌群失调等并发症,进而导致营养不良、黏膜免疫力下降、肠道菌群紊乱及局部炎性反应;化疗在杀伤肿瘤细胞的同时对机体的正常细胞也有损伤,影响患者的食欲及食物摄入,导致营养不良、免疫细胞比例失调等。

免疫营养可以针对营养不良、代谢异常、免疫失衡及炎性反应等几个方面，改善肿瘤患者的营养、代谢和免疫状态，抑制炎症反应，切断上述因素互相促进的恶性循环。

2. 免疫营养素

免疫营养素是一些特定的营养物质，它们能提供能量和营养底物，维持机体氮平衡以及组织器官的结构与功能。同时，还具有调控应激状态下的机体代谢过程、炎性介质的产生和释放过程，以及刺激免疫细胞、增强免疫应答能力、维持肠道屏障功能、抗氧化和直接抗肿瘤作用。这类营养素主要包括氨基酸、脂肪酸、核苷酸、维生素、微量元素、益生菌和益生元等。

谷氨酰胺、精氨酸、ω-3多不饱和脂肪酸、核苷酸、益生菌等均为临床常用的免疫营养素。同时，我们常见的维生素A、C、D、E、B族以及矿物质铁、锌、硒也是其中的成员。

近年来，免疫营养素在肿瘤及围术期患者中的应用是研究的热点。多项研究显示，恶性肿瘤择期手术病人应用免疫增强型制剂，可能有利于维持机体瘦体重、减少术后感染并发症、缩短住院时间。但是免疫营养素的药理学特点及适应证各有不同，对临床结局的影响仍存在争议，须谨慎使用，同时应警惕免疫营养素的不良反应。表2-2是免疫营养素临床应用的专家推荐。

表 2–2　免疫营养素临床应用的专家推荐

推　荐　意　见	证据等级
1. 上消化道肿瘤手术患者,无论术前营养状况如何,推荐围术期应用免疫营养治疗	A,1a
2. 头颈部肿瘤手术患者,围术期应用免疫营养治疗能够缩短住院时间,减少瘘管发生率和感染率	A,1a
3. 膀胱癌手术患者,围术期应用免疫营养能够改善炎性反应状态和免疫反应	B,2b
4. 化疗患者,补充谷氨酰胺能够改善儿童急性淋巴细胞白血病患者的营养指标,改善进展期胃癌患者的肠黏膜屏障功能以及免疫功能,缓解长春新碱诱导的神经毒性,改善感觉神经功能	B,2b
5. 放疗患者,口服谷氨酰胺能够减少头颈部肿瘤患者放疗/化疗后的黏膜炎发生率,降低其严重程度,对直肠癌术前放化疗患者有一定抗炎和减少激素应激反应的作用,益生菌能够降低宫颈癌放疗导致的腹泻和腹痛发生率,缩短腹痛时间	B,2b
6. 造血干细胞移植患者,免疫营养可能降低患者的移植物抗宿主病发生率	B,2b
7. 对于存在恶病质的肿瘤患者,可以应用富含 ω – 3 多不饱和脂肪酸的营养制剂	C,4
8. 对于存在败血症、血流动力学障碍的患者,不推荐应用精氨酸	A,1a

＊证据等级:(A,1a)同质 RCT 的 SR;(B,2b)单个队列研究,包括低质量 RCT,如随访率＜80％;(C,4)病例系列(包括低质量的队列和病例对照研究)

第三章

消化道肿瘤与营养

食物中的营养物质必须通过消化道来消化、吸收和利用，消化系统疾病往往伴随消化吸收障碍、继发性营养不良，而消化道肿瘤更是此类情况的重灾区。

营养不良会降低癌细胞对放化疗的敏感性，增加治疗的不良反应，延长住院时间，延缓身体康复，增加医疗费用，降低患者治疗效果和生活质量。消化道肿瘤患者不论在术前、术后还是放化疗期间，均需要营养的介入。

结直肠癌、胃癌和食管癌排在中国新发肿瘤病例前2、3、5位，营养不良导致的疾病负担增加尤其需要受到关注。本章重点介绍胃癌、食管癌和结直肠癌的营养支持和治疗。

第一节　胃癌的营养支持治疗

根据国家癌症中心发布的《2016年中国癌症发病率和死

亡率》统计数据,中国胃癌发病率和死亡率在各种恶性肿瘤中均位居第三。全球每年新发胃癌病例约120万,中国约占其中的40%。我国早期胃癌占比很低,仅约20%,大多数在发现时已是进展期,总体5年生存率不足50%。近年来随着胃镜检查的普及,早期胃癌比例逐年增高。

早期胃癌患者常无特异的症状,随着病情的进展可出现类似胃炎、溃疡病的症状,主要有饭后上腹部饱胀不适或隐痛,食欲减退、嗳气、反酸、恶心、呕吐、黑便等。

进展期胃癌除上述症状外,常出现体重减轻、贫血、乏力;胃部持续或剧烈疼痛;恶心、呕吐、宿食、进行性吞咽困难及反流症状;消化道出血、黑便,甚至呕血;其他如腹泻、转移灶的症状等。

晚期患者可出现严重消瘦、贫血、水肿、发热、黄疸和恶病质。

导致胃癌患者营养不良的原因可分为以下两大类:

一是肿瘤细胞对身体营养物质的直接夺取和消耗,使机体处于高代谢状态;同时,肿瘤释放的炎性因子、造成的组织损伤等,使得荷瘤患者处于不同程度的全身系统性炎性反应中,出现肌肉蛋白分解、急性期蛋白合成增多、胰岛素抵抗、糖耐量降低、脂质代谢活跃等代谢紊乱表现。肿瘤释放的5-羟色胺类物质等直接导致患者厌食。

二是癌对机体的间接影响,其浸润与转移影响到机体的消化、吸收功能,导致营养不良。如贲门或幽门癌引起的梗阻,阻碍食物通过,影响食物的消化和营养成分的吸收。

除此之外,各类治疗方法的不良反应会导致营养不良进一步加重。例如,化疗药物毒性引起消化和吸收障碍;感染或手术治疗增加机体分解代谢;具有吸烟、饮酒嗜好的胃癌患者,在放化疗时容易出现粒细胞下降,发生局部感染等。

根据肿瘤病理学类型及临床分期,结合患者一般状况和器官功能状态,采取多学科综合治疗模式(包括胃肠外科、消化内科、肿瘤内科、内镜中心、放疗科、介入科、影像科、康复科、营养科、分子生物学科、生物信息学科等),有计划、合理地应用各种治疗手段,达到根治或最大幅度地控制肿瘤,延长患者生存期,改善生活质量的目的。

▶ 一、胃癌患者围术期的营养支持治疗

胃癌为源于胃黏膜上皮细胞的恶性肿瘤,发病率、死亡率均较高,手术切除是目前唯一有望根治胃癌的手段,其中以腹腔镜胃癌根治术疗效较为显著。胃癌患者围术期营养状况对预后会产生明显影响,所以围术期特别是术前尽早进行营养干预,患者术后会明显获益,包括营养状况的改善、术后相关并发症的降低、病死率的下降。

在所有胃肠道手术中,以胃部手术的并发症最多、对营养与代谢的影响最大、持续时间最长。胃肠道切除及改道引

起的代谢改变及吸收障碍越发受到重视,如铁、钙、维生素A、维生素 B12、维生素 D 吸收障碍与缺乏;胃液丢失引起的脂肪、蛋白质及碳水化合物消化吸收障碍。

上述因素使胃癌手术后营养不良变得严重、频发、持久而复杂,所以对大多数胃癌手术患者,营养支持的时间应延长。

1. 评估、诊断与适应指征

推荐使用患者参与的主观全面评定(PG-SGA)联合营养风险筛查(NRS)2002 进行营养风险筛查与评估。

NRS 2002≥3 分或 PG-SGA 评分在 2~8 分的患者,应术前给予营养支持;NRS 2002≥3 分或 PG-SGA 评分≥9 分的择期手术患者,给予 10~14 天的营养支持后手术仍可获益;开腹大手术患者,无论其营养状况如何,均推荐手术前使用免疫营养 5~7 天,并持续到手术后 7 天或患者经口摄食>60%需要量时为止。

中度营养不良并计划实施大手术的患者或重度营养不良的患者建议在手术前接受营养治疗 1~2 周,即使手术延迟也是值得的。预期术后 7 天以上仍然无法通过正常饮食满足营养需求的患者,以及经口进食不能满足 60%需要量 1 周以上的患者,应给予术后营养治疗。

术后患者推荐首选肠内营养;鼓励患者尽早恢复经口进食,对于能经口进食的患者,推荐口服营养支持;对于不能进行早期口服营养支持的患者,应用管饲喂养,胃癌患者推荐使用鼻空肠管行肠内营养。

补充性肠外营养给予时机：NRS 2002≤3 分或 NUTRIC 评分≤5 分的低营养风险患者，当肠内营养未能达到 60％目标能量及蛋白质需要量超过 7 天时，才启动肠外营养支持治疗；NRS 2002≥5 分或 NUTRIC 评分≥6 分的高营养风险患者，当肠内营养在 48～72 小时内无法达到 60％目标能量及蛋白质需要量时，推荐早期实施肠外营养。当肠内营养的供给量达到目标需要量 60％时，停止肠外营养。

2. 术前肠道准备

大多数患者手术前无需长时间禁食、禁水，无胃排空障碍、误吸风险的非糖尿病患者麻醉前 2 小时可摄入适量含碳水化合物的清流质饮料。

3. 术后早期肠内营养

除外存在胃肠道功能障碍、肠缺血或肠梗阻等情况，多数患者在术后应尽早恢复经口进食。对于胃手术患者，术后 1～2 天若无胃动力障碍，即可停用胃肠减压，开始经口进食。

营养治疗需遵循"五阶梯"原则，首选肠内营养。国内外多项研究发现，开展术后早期（序贯性）肠内营养，可改善患者血清白蛋白等营养相关生化指标、抑制全身性炎症反应、增强镇痛效果、降低肺部感染和伤口感染发生率、缩短排气排便时间、保护患者肠屏障功能、缩短引流管留置时间、促进术后康复、缩短住院时间、节省患者住院总费用。

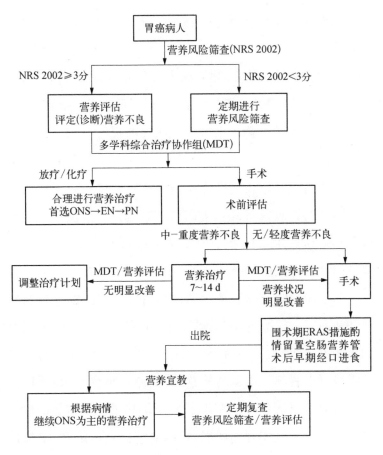

图 3-1　胃癌患者营养治疗流程图

ONS,口服营养补充;EN,肠内营养;PN,肠外营养;ERAS,加速康复外科

▶ **二、营养在吻合口瘘预防和治疗中的积极作用**

术前积极纠正贫血、低蛋白血症,必要时可输注红细胞悬液及人血白蛋白;对于营养不良者,给予适当肠外营养,积

极控制血糖，采取停用糖皮质激素等措施，可预防吻合口瘘的发生。

早期实施经口饮食，建立肠内营养通道，积极进行肠内、肠外营养治疗，同时重视控制血糖，纠正低蛋白血症和贫血，维持水和电解质平衡。术后营养状况的提升有助于改善吻合口瘘的预后。

胃肠吻合口瘘或肠瘘患者肠内营养的途径应根据肠内营养时间的长短及瘘部位等因素进行选择。高位吻合口瘘或肠瘘可通过瘘口以下肠段置管进行肠内喂养；低位小肠瘘、结肠瘘可通过经胃或近端空肠进行肠内喂养。

营养制剂的选择根据病情、配方特点、输注途径以及肠道功能而定。整蛋白具有刺激肠黏膜更新和修复作用，更有利于肠道功能恢复。重症患者消化道功能受损严重，可选择肽类或要素制剂。比起肠外营养，机体对高热量、高蛋白的肠内营养制剂具有较好的耐受性，增加热量和蛋白质的摄入可短时间纠正机体营养状况，提高血清白蛋白浓度，增加瘘的自愈率。

应用肠内营养时应从低剂量、低浓度、低输注速度开始，逐渐增大营养液浓度、剂量及输注速度，同时密切监测消化道的耐受性。一旦出现肠内营养不耐受，则可将速度和浓度减少到能耐受的水平，再逐渐增加，每次加量后应有一定的适应期。如果肠内营养摄入的能量和蛋白质＜60％目标量，应联合应用肠外营养。

▶ 三、围术期营养素需求

围术期能量目标量首选间接测热法进行实际测定,无法测定时可按照 25～30 kcal/(kg·d)提供能量;蛋白质目标需要量为 1.2～1.5 g/(kg·d)。

胃切除尤其是全胃切除术后的患者,由于胃酸分泌减少及内因子缺乏、胃功能障碍、吸收不良、胃肠转运过快、细菌过度生长以及口服补充不足,维生素 B_{12}、叶酸、铁、钙、胆固醇、维生素 D 缺乏以及缺铁性贫血的发生率较高。因此,胃切除术患者应注意预防性补充钙或维生素 D,服用富含钙的食物,例如奶制品、豆制品、虾皮、海带和深色绿叶菜。目前,尚无有关胃切除术患者补充钙或维生素 D 的指南,《胃肠外科患者围术期全程营养管理中国专家共识(2021 版)》推荐:每天补充含有 250 mg 钙和 400 IU 维生素 D 的复合维生素片较为安全。对重度代谢性骨病患者,应考虑使用钙剂、维生素 D、双膦酸盐和重组甲状旁腺激素。

▶ 四、放化疗期间的营养

因放化疗产生的胃肠道不良反应,而导致摄入不足和体重丢失的患者,可从口服营养补充剂开始进行营养补充,以改善或维持营养状态。无法经口补充的患者,尽早经鼻置管或造瘘建立喂养管道。放化疗患者的肠内营养使用标准配方即可。恶病质患者补充富含 ω-3 脂肪酸的配方，有一定积极作用。

▶ 五、居家患者注意事项

胃癌居家患者要特别重视医院门诊营养咨询，至少每 3 个月 1 次；养成口服营养补充的习惯；每两周称量并记录体重 1 次。

第二节　食管癌的营养支持治疗

根据世界卫生组织（WHO）最新公布的 2020 全球癌症数据，食管癌的发病率居所有恶性肿瘤第 8 位，死亡率居第 6 位。而在我国，食管癌发病率居所有恶性肿瘤第 6 位，死亡率居第 4 位。中国抗癌协会肿瘤营养专业委员会最新研究显示，食管癌已经成为营养不良发病率第 1 位的肿瘤。

食管癌典型临床表现为进行性吞咽困难，进食后哽噎感、异物感、烧灼感、停滞感或饱胀感等，伴或不伴有胸骨后疼痛、反酸、胃灼热、嗳气，起初为进普通饮食困难，随后逐渐恶化为仅可进半流质饮食或流质饮食，可伴或不伴有进食后随即出现食糜或黏液反流、咳黄脓痰、发热、胸闷、喘憋、呕吐、呕血、黑便、胸背部疼痛、声音嘶哑或饮水呛咳等。由于食管特殊的解剖和生理功能,食管癌患者中有 60％～85％在就诊时就存在营养不良。

营养不良对患者的形态、机体功能和临床结局均会产生不良影响,是影响肿瘤患者临床预后的最重要的因素。大多数食管癌根治术后患者需根据病理分期进行较长周期的放化疗等辅助治疗。患者在营养不良的情况下接受化疗,不仅会影响化疗药物的血药动力学,使得抗肿瘤治疗效果下降,而且因为患者的耐受力下降,容易出现化疗药物相关的毒副作用。有营养风险的食管癌患者,放疗后 2 年生存率显著低于营养正常的患者。因此,在手术、化疗及放疗的多重打击下,营养不良的患者通常难以完成医嘱要求的治疗规程,不仅影响了疾病治疗的效果,而且患者的生活质量也会有所下降。

▶ 一、食管癌患者围术期的营养支持治疗

随着临床诊疗技术与理念的发展,食管癌的营养治疗应伴随患者的整个周期。

患者入院后 24 小时内应进行营养风险筛查。推荐使用 NRS 2002、PG‑SGA 等工具对食管癌患者进行筛查和评估。

有营养风险者,需针对性制定营养诊断与干预计划;无营养风险者,应于 7 日后再次行营养风险筛查。择期手术

者,营养风险筛查时间应提前至术前 10 日以上。诊断为营养不良者,应进行 7～14 天的营养治疗,再进行手术治疗。

大多数有营养风险的食管癌患者通过强化膳食及口服营养补充进行营养支持即可。重度营养不良者,如经口途径不能满足目标量,可进行肠内营养-管饲、补充性肠外营养甚至全肠外营养,以改善患者治疗前营养状态及治疗后机体对应激的适应能力。

在制定肿瘤患者营养支持计划时,推荐采用间接测热法对肿瘤患者的能量消耗进行个体化测量以指导能量供给,使能量摄入量尽可能接近机体能量消耗值,以保持能量平衡,避免摄入过量或不足。若无法直接测量实际能量消耗值以指导营养供给,可采用体重公式计算法估算能量目标需要量,按照 25～30 kcal/(kg・d)提供。推荐蛋白质补给量应>1.2 g/(kg・d),患者肾功能正常的前提下可提高至 2.0 g/(kg・d)。

食管癌术后早期应用肠内营养支持治疗,能够维持术后患者的肠道免疫屏障功能,降低术后感染风险,促进肠道功能恢复,缩短胸腔引流管拔管和住院时间,促使患者快速康复。

术后营养支持治疗首选经胃肠道途径,可管饲和/或经口方式。对于术中留置营养管路的患者,术后 24 小时内即可开始肠内营养。肠内营养输注从低速开始,根据患者耐受情况适度递增至每日目标量。食管癌患者首选口服营养补充剂。术后早期,患者可能无法经上消化道摄入食物。通过小肠尽早给予肠内营养(24小时),有助于改善患者营养状况,促进切口愈合,减少并发症,并缩短住院时间。

发生术后吻合口瘘者,需根据吻合口瘘严重程度、患者一般状态、营养需求综合考虑,制订个体化的营养支持方案。可考虑经任何途径的肠内管饲或联合肠外营养。

食管癌患者出院后仍需要定期开展营养风险评估,营养不良者应继续给予营养支持。患者出院后营养支持首选膳食指导联合口服营养制剂,对于术中留置营养管的患者,出院时根据情况可保留营养管,进行家庭肠内营养。家庭营养支持治疗需要医患双方的共同重视和努力。

▶ 二、放化疗期间的营养策略

食管癌患者放化疗前营养治疗的目的是改善患者治疗前营养状况,为放化疗的实施进行营养储备。对于重度营养不良(PG-SGA≥9分)的患者,需要先进行营养治疗1～2周,待营养状况好转后再开始放化疗。

放化疗期间的患者,需要在综合评估患者营养状况和急性放化疗不良反应的基础上,选择营养治疗路径。

患者在完成放化疗后,如果肿瘤未完全消退或者出现严重的放射性食管炎、食管水肿、食管纤维化和狭窄等,仍可能导致经口摄入营养不足。因此,在食管癌患者放化疗结束后,仍然需要进行营养评估,并对放化疗不良反应进行监测,以便早期识别营养不良,及时开展家庭饮食指导及营养治疗。

无论是接受手术还是放化疗的食管癌患者,只要存有或部分存有胃肠道消化吸收功能,就应首先选择肠内营养。而当患者因部分或完全胃肠道功能衰竭、肠内营养禁忌证或肠内营养无法实施等原因,导致肠内营养不能提供足够的营养和能量摄入,则需选择补充性肠外营养或全肠外营养。

和其他肿瘤一样,食管癌患者需要摄入足够的能量和蛋白质,荷瘤状态下可适当提高脂肪供能比,合理应用免疫营养素。建议患者在出院前咨询营养门诊,制定一份专属的居家营养治疗方案,并每 3 个月复诊一次,根据情况调整方案。

第三节 结直肠癌的营养 支持治疗

随着社会经济发展,和欧美发达国家类似,最新数据显示结直肠癌(CRC)已经成为我国新发病例第 2 位的癌症。

结直肠癌的发生与人群的饮食和生活习惯密切相关。如超重/肥胖、膳食缺乏水果蔬菜、经常食用红肉和加工肉、过量饮酒、缺少体育锻炼、吸烟以及遗传因素等,均是结直肠癌的高危因素。

生活方式因素中,高脂、低纤维饮食与结直肠癌的发生最为密切。高脂饮食不但可刺激胆汁分泌增加,而且可促进肠道内某些厌氧菌的生长,胆固醇和胆盐可经厌氧菌分解形成不饱和胆固醇,如脱氧胆酸和石胆酸,两者在肠道内部增加,都是致癌物质或辅癌物质。

因此,结直肠癌的预防更应该引起重视。通过改变不良饮食和生活习惯,有可能降低结直肠癌的发生率,例如美国就出现了结直肠癌发生率降低的趋势。

▶ 一、营养不良与结直肠癌

在已经罹患结直肠癌的患者中,有约50%出现体重丢失,有约20%出现营养不良。其原因可能为:肿瘤对机体的消耗和对消化吸收功能的影响;肿瘤所致的梗阻等症状,使患者食欲减退;放化疗导致的毒副反应等。

营养不良会使患者对手术的耐受力降低,限制结直肠癌根治术的实施;导致创伤愈合缓慢、延长患者术后恢复时间、增加花费、增加并发症和病死率。

同时,放化疗引起患者厌食、恶心、呕吐,进一步加重营养不良。这不仅影响患者的生活质量,而且使患者对于放化疗的耐受性下降,降低放化疗的疗效,增加放化疗的不良反应。

合理、有效地提供营养治疗对改善结直肠癌患者的预后及生活质量具有重要作用。

▶ 二、围术期营养支持治疗

结直肠癌的治疗以手术切除癌肿为首选,辅之以放疗、化疗及中医药治疗等。早期进行根治性切除后,患者5年生存率可达90%以上。故结直肠癌患者围术期的早期营养支持对于治疗效果和疾病预后都非常关键。

1. 术前准备

早期启动术前营养治疗可以减少手术治疗的各种并发症,包括降低吻合口瘘的发生率、减少切口部位感染、减少住院时间、促进吻合口愈合、提高患者生活质量和及早适应进一步的放化疗。

对于术前存在高营养风险或营养不良的患者,应给予10~14天或更长时间营养治疗,首选肠内营养。

患者术前可正常饮食,对于有不完全性梗阻风险的患者,术前2天进食半流饮食。术前推荐口服含碳水化合物的饮品,通常是在术前10小时给予患者800 ml,直至术前2小时。

2. 术后营养

术后早期启动肠内营养治疗可以减少手术治疗的各种并发症、改善患者术后免疫功能、降低炎症反应、促进伤口愈合、缩短排气排便时间、降低吻合口瘘发生率等,最终提升手术效果、缩短平均住院时间和总体花费。

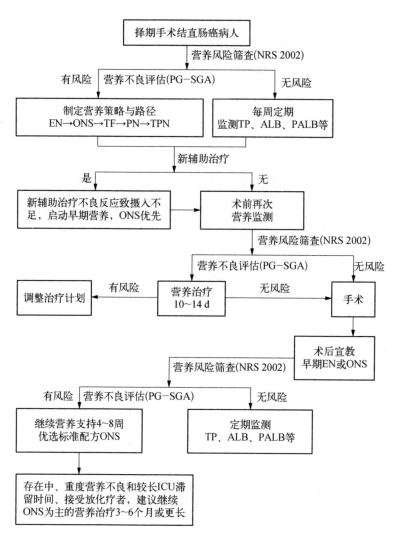

图 3 - 2 择期手术结直肠癌患者营养治疗全程管理流程图

注：EN,肠内营养；ONS,口服营养补充；TF,管饲；PN,肠外营养；TPN,全肠外营
养；TP,总蛋白；ALB,白蛋白；PALB,前白蛋白

结直肠癌患者术后的营养治疗首选口服营养补充剂,建议于手术当天麻醉清醒后即可配合流食开始口服营养补充治疗。在术后 4 小时就可以鼓励患者口服进食,进食量根据胃肠耐受量逐渐增加。建议术后 24 小时内至少口服 10%葡萄糖溶液 200 ml。为促进肠蠕动预防肠粘连,术后推荐患者嚼口香糖,推荐频率为 3 次/天。对于并发肠梗阻或吻合口瘘患者,推荐给予肠外营养治疗。

营养不良的患者,出院后继续接受 4～8 周营养治疗,推荐使用标准配方的口服营养补充剂。术后中、重度营养不良患者、较长 ICU 滞留时间的患者,以及术后进行辅助放化疗的患者,建议出院后继续给予以口服营养补充剂为主的营养治疗,时间可达 3～6 个月或更长。

▶ 三、围术期营养素需求

能量: 按照间接测热法实际测量机体静息能量消耗值提供。无条件测定的,可按照 25～30 kcal/(kg·d)提供。

蛋白质: 术前总蛋白摄入达标比总能量摄入达标更重要,建议蛋白质＋氨基酸摄入达到 1.0～1.5 g/(kg·d)。术后 1.2～1.5 g/(kg·d),以禽、鱼虾、蛋、乳和豆类为蛋白质主要来源,不吃加工肉类。

膳食纤维: 术后早期患者可选用富含可溶性膳食纤维的食物或医用食品。膳食恢复正常后,可适当增加膳食纤维摄入量,如蔬菜、水果、豆类、粗粮、菌藻、坚果类。

益生菌和益生元: 双歧杆菌、乳酸杆菌等肠道有益菌能够与肠道黏膜结合形成生物学屏障,保护肠道不受生物、化学因素的侵袭,同时还可以调节机体免疫因子,从而达到防癌作用。益生元作为益生菌的消化底物,可以在体内促进肠道有益菌的生长和繁殖,改善肠道微生态。

肠造口患者术后需要尽量减少易产气食物的摄入,如黄豆、牛奶、白萝卜、洋葱、韭菜、大蒜等。

此外,还需要足量饮水,合理补充维生素及微量元素。

▶ 四、结直肠癌患者放化疗期间的营养策略

和上消化道肿瘤导致的生理结构改变不同,结直肠癌的营养不良更多源自放化疗导致的胃肠道毒性及肠道屏障受损。因此,结直肠癌患者需特别重视放化疗期间的营养补充。

结直肠癌患者放化疗常见的不良反应有:胃肠道的毒性,导致黏膜炎、口腔干燥、恶心、呕吐、腹泻、痉挛性腹痛、发热等。部分患者因腹部放疗损伤肠道黏膜屏障功能,产生慢性放射性肠炎、慢性肠梗阻或肠瘘等并发症。这些不良反应致使患者营养状态恶化、生活质量下降、免疫功能受损,最终导致放化疗耐受性差、效果下降,甚至不得不中断治疗。

国内外临床研究均显示,放化疗前进行营养治疗有助于

维持患者体重,减轻化疗导致恶心、呕吐等消化道不良反应以及放疗导致的肠黏膜损伤;放化疗期间给予营养治疗,能够改善患者的营养状态、提高患者对放化疗的耐受性、减轻放化疗的毒性反应、修复受损的胃肠道黏膜、维系肠黏膜屏障、防止肠道细菌易位和肠源性感染,最终改善患者生活质量、延长患者的生存时间。

对于实施术前新辅助放化疗,或术后辅助放化疗的结直肠癌患者,需要制定营养治疗计划和进行营养治疗。早期营养补充建议在放化疗前或开始的 2 周内给予。

放化疗期间的营养素建议:能量 25~30 kcal/(kg·d),蛋白质 1.2~1.5 g/(kg·d)。中性粒细胞淋巴细胞比值(NLR)≥3 的患者可考虑补充含有二十碳五烯酸(EPA)的 ω-3 不饱和脂肪酸。

▶ 五、合并肠梗阻的营养治疗策略

对于结直肠癌合并肠梗阻患者,应尽快恢复酸碱平衡和纠正水电解质紊乱,补充血容量,消除贫血和低蛋白血症,积极预防休克。给予胃肠减压和抗生素治疗。患者未进食 8~12 小时之后,体内糖原将耗尽,应适当输注含糖晶体液(50~100 g/d),以减少饥饿性酮症,争取在 48h 内使体液状态达到平衡和稳定。有条件者可以使用自膨式金属支架(SEMS),暂时疏通肠道,缓解梗阻症状,并为术前实施肠内营养治疗及安全Ⅰ期切除吻合创造条件。

对紧急手术或预定 48 小时内手术的肠梗阻患者,不推荐术前营养治疗。对非手术治疗和拟实施一段时间术前准备的患者,一般在补液后 48 小时开始实施肠外营养治疗,以改善患者的营养状态。未经补液即行肠外营养治疗者,易出现低钾血症。对于长期非手术治疗患者,要询问其补液或肠外营养治疗史、检测其血电解质、磷和维生素水平,以防发生再喂养综合征。

▶ 六、结直肠癌患者的家庭营养

和所有的肿瘤患者一样,结直肠癌患者的家庭营养可参考第一章第二节的营养建议。患者需要关注自己的体重,选择适合自己的口服营养补充剂。建议出院前后咨询营养门诊,并每 3 个月复诊一次。

第四章

医用营养解决方案

近年来肠内、肠外营养在医疗中的作用日益突出,临床营养学已经不仅限于营养缺乏病的防治,而是更多参与到疾病的治疗和康复中。本章将从营养治疗的工具、途径等方面,为大家介绍现代营养科学在医疗中发挥的作用。

第一节　特殊医学用途配方食品

特殊医学用途配方食品(FSMP;以下简称特医食品)是为了满足进食受限、消化吸收障碍、代谢紊乱或特定疾病状态人群对营养素或膳食的特殊需要,专门加工配置而成的一类配方食品。

特医食品的配方均以医学和营养学的研究结果为依据,其安全性及临床应用效果均经过科学证实。特医食品所用原料富含营养成分,符合相应法规和标准。特医食品需要经过国家市场监督管理总局严格的评审、核查、审批,最终才能申报上市销售。

我国的特医食品包括两大类,即适用于0月龄至12月龄的特殊医学用途婴儿配方食品和适用于1岁以上人群的特殊医学用途配方食品。

适用于1岁以上人群的特殊医学用途配方食品根据不同的临床需求和适用人群,分为全营养配方食品、特定全营养配方食品和非全营养配方食品三大类。

全营养配方食品,是指可作为单一营养来源满足目标人群营养需求的特医食品。适用于进食受限、消化吸收障碍、代谢紊乱或特定疾病状态的人群,以满足机体对能量或营养素的需要。包括但不限于存在营养风险、营养不良、吞咽障碍、低体重、体重下降、肌肉减少等情况,同时胃肠道存在功能障碍、饮食的人群。摄入不足、营养需求增加的人群亦可选用。

评价全营养配方食品的指标有:能量密度、蛋白质含量、蛋白质来源、脂肪含量、脂肪来源、微量营养素含量等。根据蛋白质来源,可分为氨基酸配方、水解蛋白配方和整蛋白配方。胃肠道功能正常者可予整蛋白配方,胃肠道功能低下者予水解蛋白或氨基酸配方为佳。

特定全营养配方食品,是指可作为单一营养来源满足目标人群在特定疾病或医学状况下营养需求的特医食品,包括糖尿病、呼吸系统疾病、肾病、肿瘤、肝病、肌肉衰减综合征、创伤/感染/手术及其他应激状态、炎性肠病、食物蛋白过敏、难治性癫痫、胃肠道吸收障碍/胰腺炎、脂肪酸代谢异常、肥胖/减脂手术全营养配方食品等。

非全营养配方食品,是指可满足目标人群部分营养需求的特医食品,包括营养素组件(蛋白质组件、脂肪组件、碳水化合物组件)、电解质配方、增稠组件、流质配方和氨基酸代谢障碍配方等。

需要注意的是,特医食品需要在医生或临床营养师指导下使用。

扩展阅读

整蛋白、短肽和氨基酸是怎么加工出来的?

作为人体的三大类营养物质之一,蛋白质在维持正常生命活动过程中起着极为关键的作用,蛋白质功能的改变源于其结构的改变。

氨基酸是组成肽和蛋白质的基本单位,3~9个氨基酸残基组成短肽,10~50个氨基酸组成多肽,50个以上氨基酸组成的肽就称为蛋白质(图4-1)。通俗一点说,氨基酸是一个兵,短肽是一个班,多肽是一个排,而蛋白质就是一个连。

下面以乳清蛋白为例,我们来了解下整蛋白、肽和氨基

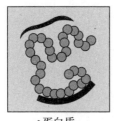

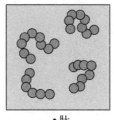
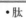
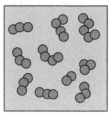

•蛋白质   •肽   •氨基酸

图 4-1　氨基酸、肽和蛋白质的结构差异示意图

酸是怎么得到的。

一、浓缩乳清蛋白粉（整蛋白）加工工艺

乳清是干酪生产或干酪素生产时的液态副产品，经分离、浓缩（蒸发）、干燥等工艺可加工成乳清制品，乳清蛋白粉是其中很重要的产物。

从图 4-2 我们可以看出，乳清蛋白是乳中天然存在的，人们利用它遇酸易沉淀的特性或者蛋白本身的个头大小，采用过滤等方式将乳清蛋白分离出来。当然每种分离方法都有相应的优缺点，所以需要在商业化的过程中根据需求选择合适的分离工艺。

硬核知识：

浓缩和干燥都是为了获得粉状产品，最关键的工序是要将乳清分离出来。盐析、酸碱沉淀、化学沉淀、热蒸发等许多技术可以被用于分离纯化乳清蛋白，但多止步于实验室规模，产量极低，且酸、热等条件会造成蛋白质变性，失去营养和功能特性。因此目前分离乳清蛋白的主要方法是色谱法

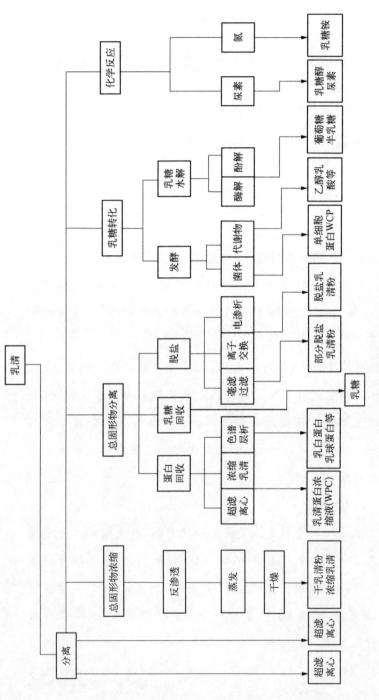

图 4 - 2　乳清产品加工流程简图

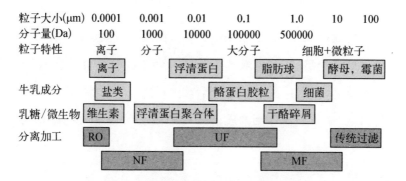

图4-3 膜分离技术在乳品工业中的应用

RO：反渗透；UF：超滤；NF：毫微过滤；MF：微滤

和膜分离法。虽然色谱法具有高分离性能，分离出的蛋白纯度高，但它循环时间长、成本太高，且存在树脂再生、水和化学消耗等问题。膜分离法因其简单、节能、收率高、无二次污染、易于工业放大以及不会改变蛋白的性状和营养价值，且回收过程没有相变发生等优点，成为蛋白质分离领域最有前景的分离方法。

膜分离法是用于对分子和离子进行分离的技术，是一种已被证实的分离方法。乳品工业中，主要涉及反渗透（RO）、毫微过滤（NF）、超滤（UF）和微滤（MF），膜孔大小和工作压力不同，产生的作用也不尽相同。

反渗透（RO）：用于乳清、超滤清液和超滤浓缩液的脱水。

毫微过滤（NF）：当需乳清、超滤清液或超滤浓缩液部分脱盐时使用。

超滤(UF)：典型地应用于牛乳蛋白、乳清蛋白的浓缩和用于生产干酪、酸奶以及其他乳制品的牛乳的蛋白标准化。

微滤(MF)：基本上是用于减少脱脂乳、乳清和盐溶液中的细菌,也用于准备生产乳清蛋白浓缩物的乳清的脱脂以及蛋白分馏。

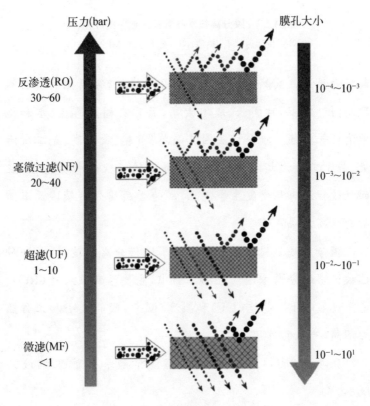

图4-4 膜分离系统的流动形式

消化道肿瘤的营养支持小百科

二、水解乳清蛋白粉（短肽）加工工艺

水解乳清蛋白粉是以乳清蛋白为原料，经过溶解、加入酶制剂进行水解而成，然后通过加热终止酶解反应，再经过浓缩和干燥获得，其核心工序是水解。这里用到的酶制剂，就像一把把小剪刀，将整蛋白进行水解拆分，从而得到短肽。

酶解法反应条件温和，效率高，酶的来源相对广泛，反应过程易控制，因此被广泛采用。不同的蛋白酶和反应条件（pH、温度、底物浓度、酶底比、反应时间）会产生含有不同肽段的水解产物，最终体现在分子量分布和功能特性上。

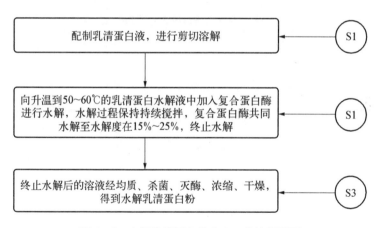

图4-5　水解乳清蛋白粉生产工艺流程简图

三、氨基酸加工工艺

氨基酸产品有很多，如氨基酸、氨基酸盐、氨基酸螯合物、氨基酸衍生物、小肽及聚氨基酸产品等。常用的合成氨基酸的方法有发酵法、酶法、蛋白质水解法、化学合成法等，

如表4-1所示。

表4-1 常用合成氨基酸方法

分　　类		说　　明	产品示例
发酵法	—	利用选育得到的、能够过量合成某种氨基酸的微生物细胞进行发酵获得目的氨基酸的方法	L-谷氨酸、L-赖氨酸、L-苏氨酸等
酶法	酶催化法	利用特定的酶作为催化剂生成目的氨基酸的方法	L-瓜氨酸、L-鸟氨酸、L-天冬氨酸
	全细胞催化法	利用微生物细胞内的酶系将前体物转变成目的氨基酸的方法	GABA、L-半胱氨酸
蛋白质水解法	—	以植物、动物等天然蛋白质为原料，通过酸、碱或酶水解（或组合方式）形成多种氨基酸混合物，再经分离纯化得到单一或复合氨基酸的方法	L-胱氨酸、L-组氨酸
化学合成法	一般合成法	以某些相应化合物为原料，经氨解、水解、缩合、取代及氢化还原等化学反应合成氨基酸的方法，反应物为DL-氨基酸混合物	DL-蛋氨酸等
	不对称合成法	以某些相应化合物为原料，经氨解、水解、缩合、取代及氢化还原等化学反应合成氨基酸的方法，反应物为L-氨基酸	

第二节 口服营养补充

口服营养补充由于更接近患者的自然进食过程,可根据患者饮食习惯或特殊情况灵活调整服用剂量和频次,已经被国内外临床营养专家推荐为首选的肠内营养途径,是肿瘤患者最易行、方便且经济的医学营养治疗方式。

无论肿瘤患者处于肿瘤围术期、抗肿瘤治疗的放化疗期间还是恶病质或肿瘤终末期等任何疾病阶段,口服营养补充均适用于营养摄入不达标的肿瘤患者。

目前无证据显示营养治疗会促进肿瘤生长。相反有证据表明,对营养不良的肿瘤患者积极地开展营养治疗,可以减少并发症,改善生活质量,节省医疗费用,延长生存时间。美国一项4 000万大样本量的住院患者研究发现,相比未口服特医食品的患者,口服特医食品的患者住院时间缩短了21%,住院费用节省了22%。多项国内研究也证实,通过口服营养补充进行营养干预的肿瘤患者,在体质指数、血清白蛋白、血红蛋白等营养学评价指标方面均有不同程度提升。

当普通膳食无法满足机体需求,或经过专业人员评估后有营养风险甚至营养不良时,患者应开启口服营养补充,以维持或改善患者的营养状况。

在家如何进行口服营养补充？家属要经常关注患者的体重变化和饮食情况，如患者短期内消瘦明显，出现厌食等情况，则要高度怀疑发生了营养不良。建议尽快带患者去营养门诊进行评估和诊断，寻求专业人员的帮助。

▶ 一、口服营养补充制剂需要包含哪些成分？

一般患者口服营养补充首选全营养类，即含有蛋白质、碳水化合物、脂肪、各类维生素、矿物质及电解质等成分，符合国家对于特殊医学用途配方食品的要求。

▶ 二、如何选择口服营养补充制剂？

一般选用全营养配方特医食品进行代餐或加餐，以整蛋白配方为主，氨基酸和短肽类的口服营养补充制剂则适合部分胃肠功能不全的患者。

而对于蛋白质、微量元素或维生素等营养素达不到目标需要量的患者，可选用非全营养配方的特医食品进行相应补充。

例如，肿瘤合并肌少症的患者，可以配合全营养制剂，适当增加乳清蛋白组件。乳清蛋白富含亮氨酸和谷氨酰胺，可快速消化，是最优质的蛋白质之一，具有促进肌肉蛋白合成的能力。研究表明，乳清蛋白增肌作用比酪蛋白更强。

▶ 三、口服营养每天怎么补充？

建议总量不少于 400～600 kcal/d，少部分患者 900 kcal/d 甚至更高。采取"3＋3"原则，即 3 顿正餐（7:00 早餐、12:00 午餐、18:00 晚餐），3 次口服营养补充（9:00～9:30、15:00～15:30、睡前 1 小时）。

▶ 四、口服营养补充制剂的口味

口服营养补充制剂的口感、香味、外观、饮后口感、风味、口腔包裹感、甜度和厚度，会影响到患者的接受度和耐受性。有研究显示 54％的患者出于口味原因拒绝继续使用口服营养补充制剂，而给予口味良好的口服营养补充制剂者其摄入能量总量增加 44％。

▶ 五、口服营养补充制剂服用时还要注意什么？

（1）温度：温饮，40℃左右，太凉易腹泻，太烫易损伤食管。

（2）浓度：不建议超过 1.0 kcal/ml，浓度太高易引起不良反应。

（3）速度：建议慢饮，分几次小口啜饮，不要"牛饮"。

（4）即时性：由于高蛋白食物极易腐败变质，故在家中进行口服营养补充时，患者和家属要注意时效。对于粉剂的特医食品,患者应该"喝多少冲多少",建议每次冲调不超过200 ml;而液体类的,尽量即开即饮完。实在喝不完,放入冰箱冷藏保存不超过 24 小时,取出后需要重新加热饮用。

第三节　肠内营养

肠内营养从喂养方式可分为口服营养补充和管饲,本节所有肠内营养均特指管饲肠内营养。

管饲是胃肠功能正常或部分存在,无法经口摄食或摄食不足的患者接受肠内营养的首选途径,包括经鼻胃管、鼻肠管、经胃或空肠造瘘等。

鼻胃/肠管作为临床最常用的管饲途径,具有无创和简便等优点,但是需注意鼻咽部刺激、溃疡、出血,以及喂养管易滑脱、堵塞等风险。一般用于短期需要管饲的患者。

对长期需要管饲的患者,建议选择经皮内镜下胃造瘘(PEG)或经皮内镜下空肠造瘘(PEJ)或手术时留置胃(肠)造瘘。

肠内营养在供应路径上又可分为：口服＋管饲、全管饲、管饲＋肠外(静脉)营养。全管饲患者需要关注制剂输注的量、速度和浓度,过快、过多或过浓都会引起腹泻、腹胀等不良反应,但随着患者肠道的耐受性增加,不良反应也会随之改善。

带管出院的患者，在家中进行管饲喂养是必然的，许多家属对此感到棘手。以下为大家梳理家庭管饲的要点。

家庭肠内营养建议顿服，也就是像吃饭一样，分为 4～6 餐来输注，每餐 200～400 ml。这样的方式更符合人体生理，也比较适合经胃营养。空肠喂养或腹胀明显的患者，可选择使用营养泵来进行连续少量的输注，需要根据实际情况调整。

每餐喂养前后，注意要用 30 ml 温水冲管处理，防止堵管。

肠内营养和口服营养补充的本质都是通过肠道吸收各种营养素，在制剂的选择上并无太大差异，选择适合患者且能良好耐受的品种即可。

肠内营养喂养初始，为了让患者更好地耐受，应遵循"由少到多、由慢到快、由稀到浓"的原则，可以最大程度上避免不良反应的发生。

同时，营养液的输注温度应接近体温，避免过烫或过凉。

需要了解的是，大部分管饲患者随着疾病情况的好转，是能够回归经口饮食的，并非"一旦插上管就拔不掉了"。家属和患者需破除误区，只要是病情所需，就应听从医师和临床营养师的建议，尽早通过肠内营养来补充足够的营养，这样患者才能尽早康复并恢复正常的进食渠道和生活方式。

第四节　肠外营养

肠外营养是指通过胃肠道以外的途径(即静脉途径)提供营养物质的一种方式。当患者的肠道暂时或永久丧失功能时,会使用这种营养治疗方式。一般多用于危急重症、慢性肠衰竭、恶性肿瘤梗阻或胃肠道不全梗阻等患者。

合理应用肠外营养能够减轻肠道负担,使肠道得到休息和恢复。然而肠外营养不符合人体正常的生理途径,长期使用会产生各种并发症,且花费巨大。所以除非完全没有肠道功能(如"无肠人"、急性完全性肠梗阻等),家庭肠外营养患者绝大部分是肠内＋肠外联合营养治疗。且一旦患者肠道功能恢复,则应停用肠外营养。

对于肿瘤患者来说,肠外＋肠内联合营养一般用于肿瘤引起的肠道梗阻、放疗引起的放射性肠炎等情况。

必须注意的是,肠外营养的启用停止时间、配方、用量、路径都必须在临床医师的严格指导和监督下进行。

由于涉及内容专业性更强,本章仅做简单的概念介绍。

消化道肿瘤的营养支持小百科

第五章
肿瘤营养常见问题解答

肿瘤患者离开医院后，在日常生活中一定会遇到不少问题。什么能吃？什么不能吃？食物要怎么吃？某些食物能不能一起吃？本章将用通俗且科学的文字解释大家比较关心的营养问题。

▶ 一、肿瘤患者：不能承受的生命之"轻"

1. 肿瘤患者体重下降正常吗？

　　"你又瘦了……"小仙女们听到这句话应该很开心，但肿瘤患者和家属听后只会焦心不已，对于肿瘤患者而言，"体重就是生命"。体重下降、营养不良的患者，机体对化疗药物的吸收、代谢和排泄会出现障碍，导致化疗药物毒性增加，机体耐受能力下降，引发多种副作用，抗肿瘤效果也会受到影响。

　　中国抗癌协会 2019 年报告显示，肿瘤患者的体重下降、营养不良发生率高达 40%～80%，晚期患者甚至超过 80%，营养不良是胃癌、食管癌、肺癌、肝癌、结直肠癌等肿瘤的主要死因,并直接导致约 40％的患者死亡。

肿瘤患者为什么会越来越瘦？体重丢失多少该引起警觉？体重下降如何干预？今天我们就来聊一聊有关肿瘤患者体重的问题。

2. 肿瘤患者为什么会越来越瘦？

（1）消耗大

大家都知道维持体重就需要"管住嘴,迈开腿",但是肿瘤患者的摄入和消耗往往处于不平衡的状态。体重丢失的肿瘤病人的静息能量代谢(REE)往往呈现增高趋势,其在肿瘤生长过程中能量消耗增加是导致营养不良甚至恶病质的重要因素。

（2）摄入少

营养摄入减少的原因有很多,肿瘤演变过程中任何阶段均会发生肠梗阻,影响进食;肿瘤本身以及肿瘤治疗引起的口腔溃疡和胃肠道黏膜损伤将进一步影响摄食,并带来如疲劳、厌食、恶心、呕吐和腹泻等并发症,这些均可能导致自发的营养素摄入暂时性或永久性减少。

（3）恢复慢

手术或放化疗等抗肿瘤治疗使患者长期处于创伤应激状态,机体恢复慢,骨骼肌量持续下降,易引起蛋白质及能量负平衡。

在以上几个因素的交互影响下,肿瘤患者就很容易发生体重下降。肿瘤患者体重减轻的程度可随疾病的进展而逐渐加重,最终可能发展为恶病质。

3. 体重丢失多少该引起警觉?

有些肿瘤患者的基础体重就比较高,属于超重或肥胖范畴,那么即便发生了严重的体重丢失,也可能看起来并不消瘦,这就有可能导致一些患者错失营养治疗的良机。

2011 年 Fearon K. 等人发表了肿瘤恶病质定义与分类的国际共识,认为无节食条件下,6 个月内体重减轻 5% 就进入恶病质期,这意味着一个体重 120 斤的肿瘤患者,半年内莫名其妙瘦了 6 斤就是危险的信号。

所以,对于肿瘤患者来说,应密切关注自己的体重变化,保持适宜的、稳定的体重。

4. 肿瘤患者体重下降如何干预?

肿瘤患者真的"瘦不起",因此要尽早对肿瘤患者开展营养风险筛查和评估,体重下降一旦发生,应根据营养不良的"五阶梯治疗原则",及时干预,予以纠正。

肿瘤患者可以通过各种方法保持标准体重,包括膳食营养、适度运动、适时营养补充以及合理用药等。

▶ 二、肿瘤细胞会被"饿死"吗？

早在 1971 年，哈佛大学佛克曼（Judah Folkman）教授首次提出了"肿瘤饥饿疗法"。但该理论主要是基于肿瘤细胞生长需要依赖自身的"血管网络"来输送营养物质。简单来说，饥饿疗法是阻断肿瘤的血供营养，是局部阻断手段，并不是要整体降低机体营养摄取，进而阻碍肿瘤细胞生长。相反，失去充足的营养摄入，反而会造成正常细胞"发育不良"。再加上肿瘤本身就是一种消耗性疾病，抗肿瘤治疗也会增加机体能量的需求量，因此，肿瘤患者中高达 $40\%\sim80\%$ 的比例存在营养不良。

而肿瘤患者的营养不良进而会降低自身免疫能力，导致肿瘤治疗效果不佳、生活质量下降等问题。相反，合理的营养支持不论对患者的营养状况、体质增强，还是提高治疗效果，甚至是延长生存时间等都有积极的作用。

因此，为了避免因营养不良带来的种种危害，临床推荐，按照标准的营养筛查方法（例如采用专门的肿瘤营养筛查工具 PG‐SGA 法等）对肿瘤患者进行营养筛查和评估。根据个体的营养诊断结果，制定合理的营养干预方案，最终达到科学有效的营养治疗效果和目的。

切记不要盲目限制进食，以防在"饿"死肿瘤之前，先拖垮了整个身体。

▶ 三、肿瘤患者该怎么"进补"？

"进补"是中国传统医学中具有神奇力量的词汇，"冬季进补，来年打虎""三九补一冬，来年无病痛"，这些脍炙人口的谚语无不体现了"进补"对身体健康的重要性和其神奇的加持效果。实际上，所谓的"补"，也是通过补充特定的营养成分来满足身体不同阶段的营养需求。那么，对肿瘤患者而言，该如何"进补"呢？其实，中华饮食文化对"补"早有论断，即：药补不如食补。

由于肿瘤有不同的治疗方法，包括手术、放化疗或生物治疗等，外加上肿瘤对于全身代谢及消化道本身功能的影响，肿瘤患者营养不良的发生率相当高。而营养不良不仅影响肿瘤治疗的临床决策，还会增加并发症发生率和病死率，降低患者的生活质量，影响患者的临床结局。有些患者及家属的认知存在很多"误区"，误信误用听来的"偏方"或"强补食材"。那肿瘤患者要如何补充营养才靠谱呢？划重点式阅读！

重点一：首选肠内"补"营养

《肿瘤患者营养支持指南（2017）》建议肿瘤患者只要肠道功能正常，首先推荐通过肠内营养补充机体所需，当肠内营养无法实施或不能满足机体的营养需求或希望在短期内改善患者营养状况时，可给予肠外营养支持。肠内营养是通过经口进食或鼻饲,使营养物质进入胃肠道进行消化吸收来补充营养的。而肠外营养是从静脉内供给营养支持,全部营养从肠外供给称全胃肠外营养。所以肿瘤患者在选择进补方式时仍需以经口进食为主。

重点二:均衡地"补"、清淡饮食才是王道

均衡的饮食是实现营养全面补充的关键。肿瘤患者既没有哪一种食物是完全不能吃的,也不存在万能的抗癌食物。所以肿瘤患者摄入的食物应尽量做到多样化并保证营养均衡,多吃高蛋白质、多维生素、低动物脂肪、易消化的食物,主食粗细粮搭配,多吃新鲜水果、蔬菜。"清淡"也是饮食的关键,避免重油重辣的食物,宜选择优质脂肪酸食物代替油炸食物,比如选择含 $\omega-3$ 多不饱和脂肪酸的食物,例如坚果、鱼肉、葵花籽油等,可以帮助维护心脑血管功能,提高免疫力。

重点三:有意识地"补"高蛋白食物

对肿瘤患者的蛋白质建议摄入量从最开始的 $1.2\sim 2$ g/kg·d 提高到 $1.5\sim2$ g/kg·d,更能体现蛋白质的摄入对肿瘤患者的重要性。蛋白质摄入增加可以帮助肿瘤患者更快地修复损伤,尤其适用于手术创伤大的肿瘤患者。北京大学医院官网发布了《优质蛋白十佳食物排行榜》。值得一提的是,对于大家认为的昂贵的鲍鱼、海参等蛋白质含量更高的食物,研究却表明,每 100 克鲍鱼中含蛋白质 12.6 克,每

100 克海参中含蛋白质 16.5 克,并不比大黄花鱼(17.7 克)多。而排名前十位的优质蛋白来源是我们日常生活中经常见到的食物,包括:鸡蛋、牛奶、鱼肉、虾、鸡肉、鸭肉、瘦牛肉、瘦羊肉、瘦猪肉和大豆。

所以,肿瘤病人的饮食应建立在《中国居民膳食指南》的基础上,科学地"进补",必要时在专业医师、营养师的指导下,合理选择特殊医学用途配方食品及营养补充剂来额外补足营养缺口。

▶ 四、"大补汤"真的补吗？

中国人素来有喝汤的习俗，在传统观念中认为汤是食物的精华，不仅富含营养，且味道鲜美，甚至还有"吃肉不如喝汤"的说法。为了给肿瘤患者补充营养，很多人都会想到要喝大补汤，鸡汤、鱼汤、大骨汤等统统安排上。

1. 汤的营养价值

经过长时间的高温煲煮，会有少量氨基酸/肽类、油脂、钠、钾等矿物质溶在汤中，但含量都非常低，每 100 g 汤中的营养成分小于每天所需营养的 3%，如鸡汤中肿瘤病人最需要的蛋白质含量只有 1.3%，是鸡蛋蛋白质含量的 1/10，相当于喝一碗汤还不如吃一口鸡蛋摄入的蛋白含量多。因此汤是一种营养密度较低的食物，光靠汤来补营养是不可行的，而肉的营养是汤的 10 倍，所以为了满足肿瘤病人的营养需求，在想喝汤的时候，应该连肉带汤一起吃。

2. 如何科学地喝汤

首先，餐前不宜喝太多汤，餐前多喝汤会减少食量，减少能量摄入，对于需要补充营养的肿瘤病人不利。

第二，喝汤时要连同肉一起吃，营养主要还在肉里，肉是精华，"喝汤不如吃肉"。

第三，煲汤时尽量少添加盐，清淡为上。

第四，对于消化吸收不好的患者，最好不要喝多油的浓汤，可以把上层的浮油去掉再食用。

消化道肿瘤的营养支持小百科

▶ 五、只吃素能抗癌吗?

因为肉类,尤其是猪肉、牛肉等红肉类食物,含有较高的饱和脂肪酸、胆固醇等物质,而且通常会有过量加工的情况,例如油炸、腌制、煎烤等,而过量加工容易产生致癌物质,因此长期过量食用,的确更容易造成癌症发生尤其是消化道癌症的不良结局。而蔬菜、水果、全谷物类等素食食物中富含多种维生素、矿物质、膳食纤维等营养素,有利于机体免疫系统增强、肠道健康等,豆类、坚果类等食物中还含有大量的不饱和脂肪酸,有助于调节血脂、协调自身免疫系统等作用。因此就有"吃素能防癌"的说法。但其实这种说法并不科学。

肉、蛋、奶等食物可以提供丰富的优质蛋白、维生素 A、维生素 E、维生素 B_{12}、钙、铁、锌等营养素,还能提供充足的能量,满足机体各种代谢需求。鱼、虾等食物中同时还含有DHA、EPA 等对人体有益的多不饱和脂肪酸。

2017 年由国家卫健委发布的《中国恶性肿瘤患者膳食指导(2017 年版)》中明确提到恶性肿瘤患者膳食指导原则,要求"食物的选择应多样化""适当多摄入富含蛋白质的食物""多吃蔬菜、水果和其他植食性食物""多吃富含矿物质和维生素的食物"。其中第五部分,详细给出了食物的推荐选择,如下:

5.1　谷类和薯类

保持每天适量的谷类食物摄入,成年人每天摄入 200 g～400 g 为宜。在胃肠道功能正常的情况下,注意粗细搭配。

5.2　动物性食物

适当多吃鱼、禽肉、蛋类,减少红肉摄入。对于放化疗胃肠道损伤患者,推荐制作软烂细碎的动物性食品。

5.3　豆类及豆制品

每日适量食用大豆及豆制品。推荐每日摄入约 50 g 等量大豆,其他豆制品按水分含量折算。

5.4　蔬菜和水果

推荐蔬菜摄入量 300 g～500 g,建议各种颜色蔬菜、叶类蔬菜。水果摄入量 200 g～300 g。

5.5　油脂

使用多种植物油作为烹调油,每天在 25 g～40 g。

除此之外,还需要注意避免酒精摄入,以及限制烧烤(火烧、炭烧)/腌制和煎炸的动物性食物。

▶ 六、肿瘤患者该吃什么油?

开门七件事,柴米油盐酱醋茶。油是日常烹调中不可或缺的食物原料,但市面上的食用油种类繁多,让人眼花缭乱,到底该怎么选呢?

食用油主要成分为甘油三酯,由三分子脂肪酸与一分子甘油结合而成。根据碳的数目和不饱和双键的数目,脂肪酸按饱和程度可分为饱和脂肪酸、单不饱和脂肪酸和多不饱和脂肪酸;按空间结构可分为顺式脂肪酸和反式脂肪酸。

(1)饱和脂肪酸的主要来源是家畜肉和乳类的脂肪,还有热带植物油(如棕榈油、椰子油等),耐热性好。

(2)单不饱和脂肪酸(MUFA)主要是 ω-9 系列的油酸,含单不饱和脂肪酸较多的油有:橄榄油、芥花油、茶油等,耐热性较好。

(3)多不饱和脂肪酸(PUFA)主要有 ω-3 系列、ω-6 系列,其中 ω-3 系列里的亚麻酸、ω-6 系列里的亚油酸是必需脂肪酸,必须通过食物供给。

① 含 ω-3 系列多不饱和脂肪酸较多的油有:亚麻籽油、紫苏籽油、核桃油、松子油、鱼油(富含 EPA 和 DHA)等,耐热性较差;

② 含 ω-6 系列多不饱和脂肪酸较多的油有:玉米油、大豆油、葵花籽油、小麦胚芽油、红花油等,耐热性较差。

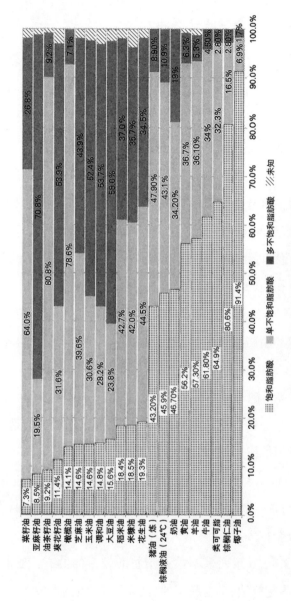

图 5 - 1　常见食用油中的脂肪酸组成

（4）大多数不饱和脂肪酸为顺式脂肪酸，只有少数是反式脂肪酸。反式脂肪酸的来源较为广泛，主要存在于植物奶油、起酥油、氢化植物油等加工油脂及蛋糕、饼干、油炸食品、乳酪制品中。

一般认为植物油优于动物油，水生动物油优于陆地动物油，陆地动物油优于人造奶油。

肿瘤患者应尽量摄入不饱和脂肪酸，橄榄油可避免必需脂肪酸的缺乏；ω-3多不饱和脂肪酸能够调节细胞能量代谢和炎症因子，改善肿瘤恶病质、增加体重和瘦体重，改善患者生活质量，肿瘤相关肌肉减少症及肿瘤恶病质患者可从中获益。肿瘤患者应减少饱和脂肪酸的摄取，《中国居民膳食参考摄入量（2013版）》建议饱和脂肪酸的摄入量应小于总能量的10%，大致相当于2g；反式脂肪酸可诱导乳腺癌、前列腺癌和结肠癌的发生发展，应尽可能少吃。

▶ 七、肿瘤患者能吃"发物"吗？

"发物"是民间广泛传播的一个概念，许多时候家人会告诉你，得病了要忌口"发物"。然而，查阅典籍我们会发现，无论是祖国传统医学，还是现代医学，均没有"发物"的明确定义和范围。而口口相传的"发物"，小到葱姜蒜，大到肉蛋奶，几乎都是病人必须忌口的食物。

到底什么是"发物"？大多数时候，"发物"泛指吃了以后会诱发或加重某类疾病的食物。我们通过现代医学理论，大致可以把"发物现象"归为这几类：

1. 食物过敏

多由 IgE 介导的急性变态反应，可引起皮肤、胃肠道、呼吸系统症状，严重可导致休克甚至死亡。最常见导致过敏的食物有：蛋白、小麦、牛奶、大豆、花生等坚果。现代医学已经可以通过病史、皮肤测试以及血液检测查出明确的过敏源，只要去正规医院专科诊断和治疗、避免过敏源，大部分能有效改善病情。

2. 食物不耐受

引起食物不耐受的食物，又叫高发漫（FODMAPs）食物，引起的症状一般较轻，以慢性肠道炎症为主，最常见的就是"乳糖不耐受"。这类食物的范围更广，几乎包含了所有的种类，配合专项检测和脱敏疗法能够改善这类人对大部分食物的耐受情况。

3. 高组胺食物

鱼、虾、蟹等水产是"发物"重灾区，其主要原因是不新鲜的水产品含有大量的组胺，一次性大量摄入会出现"组胺中毒"的症状(和海鲜过敏极其类似)。所以我们要选用新鲜的水产品和健康的烹饪方式。

4. 深加工精制食物

随着现代食品工业化，越来越多的人造食物成分进入日常生活，这些人造成分往往会加重炎症或恶化疾病，如精制糖、过量的精制碳水、反式脂肪酸、部分食品添加剂等。

总的来说，常被列为"发物"的禽、蛋、奶、水产品含有人体所必需的优质蛋白和不饱和脂肪酸，是肿瘤患者优良的营养来源，对于疾病的治疗和康复都有着不可替代的作用。只要没有过敏或不耐受，都不应该谈"发物"色变。

▶ 八、肿瘤患者能吃海产品吗？

如没有海鲜过敏或需要限制微量元素的疾病（如甲亢、肾病等），就能吃。关键是吃多少、吃什么？

海产品的种类非常丰富，常见的食物品种包括鱼、虾、蟹、贝壳类、无脊椎动物，以及海带、紫菜等植物性食物。

深海鱼类含有丰富的优质蛋白质和微量元素，是肿瘤患者治疗和康复必不可少的营养素；它也是 ω-3 脂肪酸最好的来源，可以抑制炎症、降低心血管疾病风险、抑制肿瘤生长，并帮助患者增加对放化疗等治疗手段的耐受性。同时深海鱼所含的微量元素比较均衡，所以大多数人群都不需要刻意去避开。

虾、蟹、贝壳类虽然也有丰富的优质蛋白和微量元素，却含有更多的胆固醇及饱和脂肪酸，所以偶尔改善饮食是非常不错的选择，但要控制好量，建议 1 周不超过 2 次，每次带壳不超过 200 g；如果有高胆固醇血症，则建议一个月不超过 2 次。

海参含有海参糖胺聚糖，具有抗血栓形成的作用，还有研究发现，其具有抑制肿瘤转移的作用，同时海参脂肪含量低，对于肿瘤患者也是非常不错的蛋白质来源。

植物性海产品（如海藻、海带、紫菜等）相比陆地上的植物含有更多的碘、钾、多糖类活性物质，同时也是良好的 ω-3 脂肪酸来源。如没有疾病相关限制，每周建议食用 1～2 次。

▶ 九、肿瘤患者能吃辣吗？

自辣椒引入中国后，便在中国人的餐桌上占据了重要位置。中国人把这种食材演绎得出神入化，在各地变化出无数的美食。无论是云贵高原上的蘸水，还是川渝大地的豆瓣、红油，湖南的剁辣椒，西北的油泼辣子等，辣椒已经成为中国人饮食中最具代表性的味道，劲爽开胃的风味令无数人成为辣椒的拥趸，也就是所谓的"无辣不欢"。但由于其刺激性的特点，使得辣椒成为医嘱中的那一句"忌辛辣"，这不禁也让喜辣的癌症患者问出那一句"肿瘤患者能吃辣吗？"

要解决能否吃辣这个问题，我们首先需要了解一下辣椒的主要成分——辣椒素。辣椒素会刺激舌头、口腔的神经末梢，导致心跳加快、唾液汗液分泌增加、胃肠蠕动加快，使人食欲大开。同时，在辣椒素的刺激下，大脑会释放内啡肽，这是一种令人轻松愉快的物质，也是人们爱上吃辣的主要原因。而除此之外，近年来，不断有研究证实了辣椒素的一项重要作用——抗癌。

早在 20 世纪 90 年代，人们已经发现辣椒提取物及其纯化成分能够阻断实验性致癌和致突变过程。进一步研究发现，辣椒素能够调控致癌物质的代谢以及致癌物与 DNA 的相互作用，从而发挥癌症化学预防作用。近年来的大量研究也表明，辣椒素能够引起多种肿瘤细胞的细胞周期停滞、凋亡和自噬或抑制其代谢激活等。因此，目前也已有辣椒素应用于肿瘤治疗领域的案例。**所以，肿瘤患者吃辣是没有问题的**。看到这里，相信很多喜辣的患者会长舒一口气。但是！对于"辣"，不同的人耐受度上有很大的个体差异，**能否吃、怎么吃还是很有讲究的**。

由于辣椒素本身的强刺激性，口腔黏膜炎和口腔溃疡的患者食用辣椒，可能会刺激创面引起疼痛、延缓创面愈合；辣椒素还会刺激胃肠道黏膜，导致充血、水肿，促进胃肠蠕动，引起腹痛、腹泻等不良反应，影响消化功能；并且，进食过多辣椒可能会导致或加重便秘，也就是常说的"上火了"。

因此，有以下情况的肿瘤患者在吃辣这件事上要慎重：

（1）口腔溃疡；

（2）放化疗引起的口腔黏膜炎、食管炎、肠炎等；

（3）疾病或治疗引起的胃肠道不适症状，如腹胀、腹泻、便秘、肠梗阻等；

（4）胃肠道手术前后；

（5）化疗期间；

（6）胃溃疡、急慢性胃肠炎、炎性肠病、肠易激综合征等胃肠道疾病患者；

（7）肾脏疾病患者；

（8）炎症患者。

那么，能吃辣的时候怎么吃才能既解馋又不增加负担呢？

（1）不要吃过多、过辣的辣椒！吃辣椒的目的是调味、增强食欲，根据自身接受度，适量就好；

（2）选用新鲜辣椒，并去籽、浸泡，少用干辣椒（太辣了啊！）；尽量做熟了吃，能减轻对胃肠道的刺激；

（3）建议搭配醋、柠檬汁等酸味调料食用。酸辣不仅更加开胃爽口，同时，酸可以收敛辣椒的发散作用，减少对消化道的刺激；

（4）豆瓣酱是个非常好的替代品，不仅鲜香可口，而且辣味温和，可适当替代纯辣椒作为"辣"的来源；

（5）深度辣味爱好者也请不要吃纯辣椒，搭配新鲜蔬菜、肉类，不仅风味齐全，更能补充多种营养。

综上所述，肿瘤患者并非必须"忌辛辣"，辣是可以吃的，但能否吃、怎么吃需要视具体情况慎重考虑。以科学、谨慎的观念管理饮食，可以有效地提高生活质量。

▶ 十、肿瘤患者能吃甜食吗？

许多人都爱吃甜食，甜甜的口感让我们心情愉悦。但提到甜食，首先想到的就是里面含有较多的糖，那肿瘤患者能吃甜食吗？这里讨论的糖仅指精制糖，主要有糖浆、白糖、红糖、冰糖、蜂蜜、冰糖、乳糖、麦芽糖等。

肿瘤患者会出现糖代谢异常，胰岛素抵抗和胰岛素分泌相对不足，正常细胞对葡萄糖的氧化和利用降低，而肿瘤细胞最喜欢的食物就是糖，它利用葡萄糖的能力是正常细胞的 20～30 倍；摄入过多甜食时，血糖升高，肿瘤细胞会快速利用糖为自身提供能量，进而生长、增殖。有研究发现，肿瘤细胞在血糖波动条件下生长更快，更容易脱落而发生转移。

除此之外，肿瘤患者由于放疗和化疗，本来就会有胃肠道不良反应，出现恶心、呕吐等，需要补充易消化的高营养的食物，甜食的过多摄入会增加饱腹感，影响其他营养物质的摄入量。

我国居民膳食指南建议每天糖摄入量不超过 50 g，最好能在 25 g 以下。也就是约 4 颗巧克力，7 片夹心饼干。

所以对于甜食，建议肿瘤患者尽量少吃或不吃。如果真的馋了，可少量吃些低糖食物或者用代糖（如木糖醇）来制作食物。